# SAIGNANT OU À POINT ?

CÉDRIC DASSAS

# SAIGNANT OU À POINT ?

Histoires crues mais tendres
d'un médecin urgentiste dans son ambulance

Fleuve Noir

MIXTE
Issu de sources responsables
FSC® C003309
www.fsc.org

Fleuve Noir, une marque d'Univers Poche,
est un éditeur qui s'engage pour
la préservation de son environnement
et qui utilise du papier fabriqué à partir
de bois provenant de forêts gérées
de manière responsable.



ISBN : 978-2-265-09732-2

*Aux vivants.*
*Que leurs morts leur foutent la paix.*

*« Je hais la réalité, mais c'est quand même le seul endroit où se faire servir un bon steak… »*

Woody Allen

*« Si je devais recommencer ma vie, je ferais les mêmes erreurs… Mais plus tôt. »*

Groucho Marx

# PRÉFACE

L'immeuble de Médecins Sans Frontières à Paris, deuxième étage, le bureau des urgences. Une vaste pièce vitrée équipée de quatre à cinq postes de travail – selon les périodes – accessibles à l'ensemble des salariés du siège – selon mes humeurs – et véritable tour de contrôle pour diriger les équipes présentes sur les terrains d'intervention les plus chauds – aujourd'hui la Syrie et le Sud Soudan. En moyenne, une centaine d'appels téléphoniques par jour en provenance des quatre coins de la planète – ah bon, on a une mission en Papouasie-Nouvelle-Guinée, je peux t'aider ? –, une dizaine de retours et départs en mission – c'est la première fois que tu pars avec MSF ? Pas de souci, ça va bien se passer ! – et un nombre considérable de réunions sur un tas de sujets improbables – la préparation d'un plan d'urgence en cas d'opérations MSF dans un environnement à risque d'exposition nucléaire après Fukushima ? Ça, c'est un sujet pour mon adjointe !

Vous l'aurez compris, on n'a pas vraiment le temps de badiner quand on doit gérer rien que pour l'année 2011, vingt-trois opérations dans des pays comme Haïti, la Côte d'Ivoire, la République démocratique du Congo, la Libye, la Syrie, le Yémen, la Somalie, les Philippines et le Sud Soudan. Le nombre de volontaires envoyés sur ces missions est tout aussi impressionnant, plus de 550 dont 150 logisticiens, autant de paramédicaux (infirmiers, sages-femmes ou pharmaciens), une centaine de chirurgiens et 90 médecins. Tous ces déploiements en urgence ont évidemment un coût, environ 22 millions d'euros pour l'année 2011. Et pour ce faire, nous bénéficions du soutien inconditionnel de nos donateurs privés, véritable clé de voûte de notre indépendance vis-à-vis des bailleurs de fonds institutionnels.

Quand Cédric a franchi pour la première fois la porte du bureau des Urgences, je n'ai pas dû lever le nez de mon ordinateur : ou j'étais accroché au téléphone ou j'animais un énième briefing pour un départ immédiat. Encore un médecin, urgentiste, ça tombe bien. Je reste un instant silencieux, le fixant du regard. Ça fait sérieux et ça me donne le temps de faire la transition avec le problème qui m'absorbait quelques secondes avant. J'enchaîne pour détendre l'atmosphère : « Tu connais le Pakistan ? » Évidemment la plupart des volontaires MSF ne connaissent pas le pays où ils vont se rendre pour travailler quelques semaines ou quelques mois. Cédric ne se laisse pas démonter par mes remarques qui ne font rire que moi dans ce bureau des Urgences. Quelques collègues – complaisants – sourient parfois et les nouveaux venus le plus souvent, c'est impressionnant MSF la première fois, non ?

Retour de mission quelques mois plus tard, Cédric est toujours vivant. Mieux encore, il a apprécié son travail et le projet. Bon point, les responsables MSF sur place ont été eux aussi enthousiasmés par ses qualités humaines et professionnelles. Son débriefing à Paris est excellent. Reste à le convaincre de poursuivre avec MSF. « Euh… Cédric, ça te dirait une autre mission avec les Urgences ? » Pas l'ombre d'une hésitation dans sa réponse, MSF a gagné un nouveau médecin engagé, passionné et écrivain à ses heures perdues.

Prochaine étape pour lui, la Syrie. Un hôpital au nord du pays pour prendre en charge les blessés d'une sale guerre qui n'en finit pas de frapper les civils depuis plus d'un an et demi – pas question pour autant d'écrire son carnet de voyage, monsieur l'écrivain. Le projet doit rester secret ou plus exactement ne pas être évoqué dans les médias même si les autorités de Damas et la rébellion sont officiellement au courant. MSF informe toujours les belligérants de ses intentions et de ses actions dans les zones de conflit. Aujourd'hui l'association a rendu publique son intervention en Syrie au cœur de la guerre et Cédric est rentré en France. Enfin, plus exactement au SMUR.

Finalement nos histoires d'urgentistes se recoupent. Le livre de Cédric fourmille d'anecdotes qui mettent en valeur nos pratiques communes guidées d'abord et avant tout par le souci de secourir les patients les plus en danger de mort. Et pour ce faire nous devons en permanence nous adapter aux situations les plus improbables. En espérant qu'il ait encore du temps à consacrer à MSF entre deux bouquins et son activité au SMUR.

Je voulais quand même te dire, Cédric, que tu n'es pas le seul médecin à jouer les stars entre deux missions sur le terrain. On a des médecins réalisateurs, comédiens, skippers, pilotes de rallye et même professeurs en sciences politiques. Tu fais moins le fier, mon cher Cédric ?

Mégo Terzian
Responsable MSF des Urgences

## CHAPITRE 1

# Ou la futilité du savoir

— Tu veux pas couper la sirène ? J'arrive pas à dormir...

— T'es un marrant, toi, rétorque l'ambulancier en s'enfilant la voie rapide à 120 km/h.

— Plains-toi... On part sur quoi, déjà ?

— C'est pas toi, le toubib dans l'équipe ? Sur un AVP, sur la N32.

L'AVP (pour ceux qui sont plus au fait de la cuisson du rôti de porc que des abréviations utilisées en médecine d'urgence), c'est un accident sur la voie publique. En général, ça implique qu'au moins un véhicule motorisé (avec à son bord au moins une personne initialement vivante) a heurté, disons, avec violence, un objet entravant sa route. Il peut arriver que l'objet en question soit un autre véhicule. Ce jour-là, en l'occurrence, c'est un camion 18 tonnes, qui a stoppé net un monospace conduit par un homme de 34 ans initialement vivant.

Le chauffeur du camion a bien vu les phares du monospace. D'après lui, ils arrivaient un peu vite pour pouvoir s'arrêter au « céder le passage ». Le panneau avait été posé nonchalamment sur une petite départementale, dans l'espoir de laisser passer en toute sérénité notre bon routier, sur sa grosse nationale, par cette nuit normande, froide et humide... Pressentant l'accident, Dédé le routier a pilé comme il a pu. Malheureusement, pour arrêter un 18 tonnes lancé à 90 km/h sur une nationale humide, il faut un peu plus que soixante mètres...

Ça a donc fait bing.

Un choc violent au vu des vingt mètres en vol plané effectués par le monospace et de l'état du véhicule après l'atterrissage dans le fossé boueux et détrempé.

Quand nous arrivons sur place, le conducteur ambulancier SMUR[1] dénué d'humour, l'infirmière qu'on découvrira contorsionniste, et moi-même, David Kerity, toubib pour vous servir, il y a déjà une bonne dizaine de pompiers en train de

1. Service médical d'urgence et de réanimation.

s'affairer autour du monospace qui gît dans le fossé. Les plus équipés tentent de découper la carcasse afin, le moment venu et sur mon ordre, de pouvoir extraire le conducteur avec le maximum de précautions. D'autres se sont glissés dans les vestiges de l'automobile pour administrer un peu d'oxygène au mourant, tout en maintenant sa tête bien droite : une fracture des vertèbres cervicales pourrait arrêter la fête. L'oxygène, ça ne fait pas de mal, mais pour un gars qui saigne dans le ventre et dans la tête, c'est l'équivalent d'une poignée de granules homéopathiques. Petite, la poignée.

Mon rôle, dans ce ballet, est d'une tristesse absolue. L'équipe SMUR débarque, je me faufile aux côtés du père de famille (*cf.* les deux sièges bébé à l'arrière) qui a eu le bon goût de brûler son « céder le passage » seul dans sa voiture, et l'examine rapidos et comme je peux (les conditions ne ressemblent que de très loin, à celles d'une salle d'examen d'un cabinet gynécologique parisien). Le patient est comme qui dirait dans un coma grave. Il doit avoir plein de sang dans le ventre et il respire comme une patate.

Conclusion du professionnel aguerri que je suis : il va mourir dans les minutes qui viennent et l'on ne va pas y pouvoir grand-chose. Réaction du professionnel aguerri : j'interpelle l'infirmière qui a eu la gentillesse de se joindre à la petite sauterie.

— Carine, on va le sortir en urgence. Tu vas préparer de quoi le perfuser et l'intuber dans l'ambulance, steup.

Puis, m'adressant au reste de la troupe :

— Chers amis, nous allons arrêter de prendre des précautions précautionneuses, et nous allons procéder à une extraction d'urgence, car le conducteur du véhicule endommagé ne saurait tarder à se mettre en arrêt cardio-respiratoire…

— …

Visiblement, à part Carine, je n'ai convaincu personne. Chacun s'affaire à sa tâche. Ça continue à découper, à oxygéner, à maintenir le cou bien droit… Je jette un coup d'œil aux mouvements respiratoires du patient. Il n'y en a plus…

— Le gars est en arrêt cardio-respiratoire ! On le sort fissa et on l'installe sur un plan dur ! hurlé-je.

Ça marche un peu mieux, mais ce n'est pas encore complètement ça… Les pompiers se hâtent un peu pour le sortir, mais s'obstinent à maintenir sa tête bien droite et l'oxygène sur son visage…

Le problème, c'est que si l'on n'aide pas très rapidement son cœur à rebattre, on aura beau avoir évité un déplacement de vertèbre, il mourra quand même (certes, avec les vertèbres bien en place, mais avouez que c'est léger comme lot de consolation). Et l'oxygène sur le visage d'un gars qui ne respire pas, à part rassurer un peu les soignants, c'est prouvé, ça ne sert à rien. Je laisse faire, me disant qu'on n'est pas à quelques secondes près et que, de toute façon, le temps qu'on leur explique les tenants et aboutissants, on va plutôt y perdre, voire le perdre. Les pompiers l'installent sur le brancard et commencent à rouler vers l'ambulance. Tranquilles… Comme une démonstration vaut mieux qu'un long discours, j'arrête le brancard, me place à côté du mort et commence le massage cardiaque en gueulant :

— On le monte vite dans le camion !

L'ambulance, hein, pas le 18 tonnes…

Ça y est, tout le monde passe enfin en mode « arrêt cardio-respiratoire », ça s'accélère sérieusement. Carine monte au-dessus du blessé dans une position défiant la laxité de ses articulations et pose une deuxième voie veineuse. Quelques gestes techniques plus tard réalisés avec brio par le reste de l'équipe SMUR, commencent les cycles codifiés de la réanimation d'un arrêt cardio-respiratoire. Après trente minutes de ce manège, tout le monde s'arrête, sauf le père de famille, qui, lui, s'obstine à rester mort. Prévisible, après quelques années de SMUR, tout comme son passage en arrêt cardio-respiratoire après un examen succinct. Prévisible et prévu.

Comme quoi, l'expérience conséquente d'un médecin SMUR n'est pas gage de survie pour le patient. Elle laisse juste moins de place à la surprise pour le toubib. Mais avant d'aboutir à ce stade de clairvoyance inutile, il s'est passé quelques années pleines de surprises…

## CHAPITRE 2

# Où il est démontré que la loi du marché est une garce

— Voilà, en résumé, ce que je deviens depuis que j'ai quitté votre service, chef.

Il s'est rendormi... Le chef en question, c'est le professeur Marcel Benkaid, et tout professeur qu'il est, là, il est mourant dans un de ses propres lits d'hôpital. Je ne l'avais pas revu depuis qu'il avait dirigé ma thèse, cinq ans auparavant. À l'époque, j'étais venu voir le patron en lui demandant s'il n'avait pas à me suggérer un sujet de thèse relatif à la réanimation médicale, sa spécialité, et qu'on puisse expédier rapidement. En effet, si la thèse est un passage obligé pour tout médecin qui se respecte, je n'avais pas prévu d'y sacrifier tout mon temps libre, j'avais plutôt prévu piscine et poterie cette année-là. Benkaid m'avait répondu que, des sujets, il en avait même trois ou quatre si ça m'amusait, mais que pour la rapidité d'exécution, ça ne dépendait que de ma capacité de travail. En dix minutes, je m'étais retrouvé avec un projet monstrueux et la triste certitude que je ne me mettrais jamais à la céramique ou à la natation.

Comprenez qu'un professeur de médecine a du mal à refuser la direction d'une thèse, car cela implique une éventuelle publication dans une revue médicale. Si c'est une satisfaction assez obscure pour le commun des mortels (qui doit avoir raison, puisque les mortels, c'est quand même la grande majorité des clients et que le client est toujours roi), pour un professeur d'université médicale, c'est une pierre apportée à l'édifice de sa carrière cathédralesque et une ligne supplémentaire sur Google. Oui, les professeurs de médecine se tirent la bourre : c'est à celui qui aura le plus publié, et les plus cognés ne parlent plus de malades, mais d'articles ou d'études qu'ils viennent de lire. Quand, encore jeune étudiant, j'avais tenté d'en dérider un en lui expliquant que j'avais, moi aussi, lu un article très intéressant sur la vie familiale des canards dans *Super Picsou Magazine* daté d'août 1998, je n'avais fait rire personne. Benkaid, lui, aurait ri. Puis il m'aurait fait comprendre de façon subtile, que l'humour c'est bien, mais que de connaître deux ou trois trucs qui me permettront de ne pas plier le prochain malade, ce n'est pas mal non plus…

Il était 19 heures, tout à l'heure, quand Tarik m'a accueilli dans le service de Benkaid où celui-ci dort dans le lit du box de réa n° 201. Ça doit lui faire tout drôle de se retrouver de l'autre côté, lui qui connaît toutes les combines pour faire croire au mourant qu'il y a encore de l'espoir. Pourtant, c'est sûr qu'il marche à son tour, qu'il court même à chaque mensonge, comme autant d'oasis dans son désert de certitudes. (L'instinct de survie, y a pas à tortiller, c'est quand même hyper bien foutu.) J'avais dit à Tarik que j'étais content que le patron ait pensé à moi et demandé à me voir, content mais étonné. Tarik m'avait alors rappelé que Benkaid était brouillé avec ses enfants : trop de boulot, pas de temps pour les gosses. Et puis sa femme l'avait quitté quand elle avait appris pour Martine, sa maîtresse depuis dix ans, qu'il ne voit plus beaucoup depuis qu'elle a compris qu'elle passerait toujours après des gens dans le coma. Dit comme ça, ça peut paraître légitime, mais pas pour l'illégitime.

J'étais étudiant en quatrième année de médecine quand je suis arrivé dans le service de Benkaid pour la première fois. Comme tout bon étudiant de ce niveau-là, je ne connaissais rien à la réanimation médicale. Benkaid avait la réputation d'être assez intransigeant avec les nouveaux externes, surtout lors du staff du matin… Le staff du matin ? Disons que c'est une espèce de petit déjeuner où l'équipe médicale de nuit refile les croissants chauds à l'équipe de jour, sous l'œil du chef de service. Sauf qu'à la place des croissants, ce sont des dossiers médicaux, ce qui est certes moins sympa, mais vachement plus efficace en termes de pédagogie. C'était l'externe sortant de garde qui avait la lourde tâche de présenter les malades rentrés la nuit dans le service. Pour pimenter le défi, il ne comprenait toujours rien à la réanimation médicale et devait faire la blague devant des docteurs ayant vingt ans d'expérience en la matière. Benkaid avait la réputation d'être particulièrement dur pendant cet exercice matinal, mais il l'était surtout avec ceux qui affirmaient une énorme connerie plutôt que de dire simplement qu'ils n'avaient pas compris pourquoi Mme T. était mourante, puis mieux, puis à l'agonie, au moment où le staff avait commencé.

Enfin, le joker du « j'comprends pas », ça marchait une fois avec Benkaid, pas deux. Si l'on n'avait pas imprimé ce qu'il avait pris la peine d'expliquer deux semaines plus tôt, il arrêtait de faire dans la fine dentelle et passait en mode Armageddon. Bref, il était exigeant, mais ne demandait pas l'impossible. Ça me plaisait bien, cette affaire. Lui, au moins, ne me prenait pas d'emblée pour un con. En retour, il fallait bosser, rédiger de belles observations médicales, bouffer des gardes et surtout apprendre.

Tout ça s'est un peu bousculé dans ma tête, alors que Tarik me guidait vers le box du patron. Un mélange de tristesse, de tendresse et de fierté, que je n'avais pas prévu. C'est donc avec une main un peu tremblante que j'ai actionné la clenche du n° 201.

La chambre est sombre. L'écran du scope de surveillance flotte dans le vide au-dessus du lit de Benkaid. Les chiffres et les courbes qui s'y affichent sont venus confirmer ce que Tarik m'a dit. Visiblement le cœur ne faisait plus que semblant de remplir sa fonction. De l'autre côté du lit, toujours en lévitation sont apparus les écrans rétro-éclairés des trois SAP. Seringues autopousseuses.

Aïe, ce n'est pas bon du tout, ça : les seringues poussent doucement la Dobutamine et la Dopamine dans les veines de Benkaid. Ce cocktail, on n'en donne pas à n'importe qui, c'est le Dom Pérignon des drogues, réservé à l'élite du malade, celui dont le cœur, sans se doper, ne sert vraiment plus à rien. La troisième drogue, l'héparine, est venue me rappeler pourquoi le cœur du patron fait la tronche. Il a fait un infarctus [1] circonférentiel [2].

Il faut dire qu'au lieu d'appeler le SAMU et d'attendre patiemment l'arrivée des secours dès les premiers chatouillis dans sa poitrine (ce que je vous enjoins vivement à faire dans un cas similaire), Benkaid a laissé traîner, puis il est venu à pied à l'hôpital, où il s'est fait lui-même un électrocardiogramme et un diagnostic. Après, il s'est allongé dans le lit de la chambre 201, s'est branché tout seul au scope, a rempli la prescription, traitement, examen et surveillance compris, et a appelé l'infirmière. (Je serais curieux de voir la tronche qu'elle doit encore faire, celle-là.) L'insuffisance

1. *Infarctus* : le muscle cardiaque, sous-alimenté en oxygène pour cause de bouchon sur les routes empruntées par l'oxygène pour arriver jusqu'à lui, meurt.

2. *Circonférentiel* : l'ensemble du muscle cardiaque a morflé, et non une simple zone localisée.

cardiaque majeure pour cause d'infarctus est une pathologie sérieuse. C'est un problème d'équilibre entre l'offre et la demande, sauf qu'on n'est pas au marché aux poissons, et que quand l'offre ne peut pas suivre, on meurt. La route embouteillée n'est pas désobstruable par les techniques classiques. On pourrait lui mettre une assistance circulatoire en place, mais il a plus de deux chances sur trois d'y rester. Ou lui faire une greffe de cœur, mais pour ça, il faudrait trouver rapidement un mort compatible (c'est pas gagné) et qu'ensuite Benkaid survive à l'opération. En théorie, ce n'est pas une impasse, mais en pratique ça y ressemble drôlement.

Puis Benkaid a ouvert un œil, m'a aperçu et a esquissé un sourire en coin.

— Qu'est-ce que tu deviens, gamin ?

… Et maintenant, il dort…

Camille : *Allô ?*

Moi : *Allô, Camille, je vais rester encore un peu, ne m'attends pas ce soir. Je te rappelle s'il y a du neuf.*

Camille : *C'est grave ?*

Moi : *Oui.*

Camille : *Fais-lui une bise de ma part pendant que tu peux encore. Je t'embrasse.*

## CHAPITRE 3

# Où il est illustré que croire est apaisant

J'en profite pour m'installer encore plus confortablement au fond du canapé en cuir usé, que Benkaid a demandé que l'on apporte de son bureau. La nuit elle aussi s'est bien installée. Je savoure la quiétude de la chambre de réa, avec l'impression que Benkaid me fait cadeau de ce moment silencieux, loin du quotidien, où tous les deux, nous pouvons ne plus nous préoccuper de rien. C'est nouveau et c'est léger… Je me laisse aller dans mes souvenirs. Et mes souvenirs me ramènent à la fin de mes études de médecine.

Dans le cabinet où je travaillais, à part un vieux minitel H.S., il n'y avait pas grand-chose qui ressemblait à un clavier. Le type que je remplaçais devait être le dernier toubib de France à tout faire à la main, et quand on le lui faisait gentiment remarquer, il rétorquait, convaincu d'être toujours un des fers de lance de l'informatique française, qu'il était le premier dans ce pays à avoir fondé un club de programmation. Sur son Apple II. Trente ans plus tôt.

Un drôle de bonhomme, le père Sarazin, la soixantaine, et son cabinet de médecine généralo-ostéo-podolo-sportive (il y a du diplôme dans l'air et une plaque d'un mètre carré à l'entrée de l'immeuble) qui était perpétuellement vide. Il devait vivre des revenus de son épouse chef de service d'hémato :

— Je ne cours plus après le patient, tu comprends ? J'ai donné dans les semaines de cent dix heures. Place aux jeunes, et puis, avec tout ce que je fais à côté… Je ne t'ai pas dit que j'étais président fondateur de l'association pour le vélo ?

— Si, si.

— Oh, on a bien bossé, cette année, on va se faire 2 km de piste cyclable en rab ! Tu savais que j'étais membre du conseil d'administration et cofondateur de l'aide au déplacement pour les travailleurs précaires ?

— … ?

— Un euro par jour pour une mob. Ça a été du boulot, mais on en est plutôt contents. Je t'ai filé mon article sur les solutions pour moins polluer ? Un petit truc que j'ai écrit pour un canard. C'est vrai que je suis pas mal au courant.

Il me l'avait effectivement filé, l'article. On y apprend que le rendement, en termes de conversion énergétique, de la viande de volaille (comprendre : transformation de la graine en poule puis en muscle humain puis en revers lifté) est de très loin supérieur à celui de la viande rouge… Ça laisse pantois.

— Et puis, il y a la commission des permis de conduire tous les mardis matin. C'est l'usine, ce truc…

Imaginez un tas de gars très sobres qui décident de refiler ou non le permis à un tas d'autres gars moins sobres, surtout au moment où on les a arrêtés au volant de leur voiture ou, pour les plus joueurs, de leur gros camion. Pour récupérer leur permis, ils ont besoin, entre autres, d'un avis médical. Le père Sarazin s'était autodéclaré expert en la matière et depuis, en effet, le mardi matin, c'était l'usine. Pour exemple, ce mardi-là :

— Bonjour, monsieur Duchemol ! lance Sarazin, alors que M. Duchemol sort de la cabine nº 4.

— Bah, bonjour, docteur...

Teint rougeaud, conjonctives troubles et ton angoissé repérés en moins de temps qu'il n'en faut pour l'écrire par le Dr Sarazin, véritable éthylomètre humain.

— Bon, je vois que vous venez pour récupérer votre permis ; conduite avec 1,5 g il y a deux ans...

— Bah oui, vous comprenez, c'est mon métier. De conduire, je veux dire.

Là, il faut visualiser M. Duchemol, en slip chaussettes, assis devant son avenir incertain et accessoirement, deux toubibs. Moi, je suis là en touriste, mais même si je n'ai fait que dix ans d'études de médecine, à mon avis, il y a de quoi être rougeaud et angoissé, là.

— Vous avez votre bio ?

— Pardon ?

— Votre prise de sang !

— Je l'ai faite, docteur !

Il est content, là, Duchemol.

— Vous me la donnez !

Suit un rapide coup d'œil sur les taux d'enzymes trahissant ou non une consommation excessive de boissons alcoolisées. Mais ce n'est pas ce qui intéresse le chef ; la bio, c'est formel, c'est chiant et ça peut se gourer, ça peut se déjouer. La moitié des cocos qui défilent ici savent pertinemment qu'il suffit d'arrêter de picoler quelques jours avant la prise de sang pour que l'enzyme le plus spécifique (le DCT) chute. Nan, ce qui compte, c'est la clinique, l'œil du Sarazin, le nez du chaman. Trente ans de métier, ça ne s'invente pas !

Debout, M. Duchemol ; couché, M. Duchemol ; petite tension artérielle de prise pour faire sérieux, puis de nouveau debout, bras tendus, yeux fermés, langue tirée, fesses serrées.

— Tu vois, David ? Il a les bords de la langue qui tremblent et les doigts qui tombent… Y picole !

Le problème, c'est que l'état de manque et le stress ont les mêmes symptômes. Mais il n'y a pas de quoi stresser, là. À moins que M. Duchemol ne soit pas tout à fait à l'aise avec le fait que deux parfaits inconnus, décemment vêtus, soient en train d'émettre un jugement sur son mode de vie et de décider de son avenir sans lui demander son opinion. Alors que lui est à moitié à poil, debout, les yeux fermés, la langue tirée, les bras tendus et les fesses décidément très serrées… Le tampon AVIS DÉFAVORABLE, gorgé d'encre rouge, est venu s'écraser sur le dossier de M. Duchemol.

— Alors, je vais le récupérer mon permis, docteur ?

— Ce n'est pas moi qui décide, mais c'est mal parti… On se revoit dans deux ans.

— Mais, docteur…

— Au revoir, M. Duchemol.

La porte n° 4 s'est refermée sur le slip abattu de M. Duchemol qui, depuis deux ans, vit des allocations sociales de Mme Duchemol, lesquelles vont prendre fin deux mois plus tard… Des fois, la vie c'est une pute. Trente consultes dans ce goût-là et quelques rares avis favorables plus tard, la séance est terminée… Léger malaise… Après dix secondes d'intense réflexion, je conclus :

— Je préfère être à ma place qu'à la vôtre, monsieur Sarazin.

— Pourquoi ?

Le père Sarazin se sentait investi d'une mission. Le bien-être de l'ensemble de sa communauté l'émouvait. Il avait le devoir d'améliorer les conditions de vie de ces concitoyens. Si tout le monde avait pu arrêter de boire de l'alcool, de fumer du tabac ou de la marie-jeanne pour se mettre au vélo et aux jus de fruits, le Dr Sarazin aurait été véritablement heureux. Lors d'une discussion hautement philosophique, le bon Dr Sarazin, qui avait vu défiler devant lui, dans la tenue des nouveau-nés, un nombre conséquent de ses congénères, de tout âge, de tout sexe et de tous horizons confondus (une vraie partouze), m'avait soutenu qu'une société parfaite sans guerre et sans malheur était possible. Mais bon, là, tout de suite, il n'avait pas la recette sur lui.

J'étais un peu perplexe. Il faut dire que, tout petit déjà (j'avais commencé à me prendre la tête très tôt), je m'étais forgé une vision du monde ou les opposés avaient besoin l'un de l'autre pour exister (le yin et le yang, c'est de moi). M. Sarazin avait des convictions inébranlables, alors que j'avais celle de n'avoir aucune certitude.

M. Sarazin est catholique, moi non.

## CHAPITRE 4

# Où il est introduit la notion du moins pire

À l'époque de Sarazin, je reprenais quelques gardes au SAMU, histoire de me replonger dans le bon vieux temps où j'étais jeune interne et, par la même occasion, de m'y assurer un éventuel avenir.

Au SAMU, en théorie, quand le bip sonne, c'est qu'il faut se rendre, sirènes hurlantes, auprès d'un individu à l'article de la mort. Souvent, le professionnel est déçu et l'humain un peu soulagé. Il s'agit la plupart du temps d'une énorme connerie que le pauvre médecin régulant l'appel n'a pas pu mettre à nu. L'appelant, en général très énervé qu'on ne lui envoie pas l'armée pour l'écharde dans le pied de son fils (vous comprenez, il paye des impôts quand même), a tendance à légèrement en rajouter. Il décrit une scène affreuse, où son fils qui a perdu la moitié de sa jambe est en train de se vider de son sang… L'appel est enregistré, pour que, quand il portera plainte – parce qu'il le fera (à peu près deux ou trois fois par semaine dans tout SAMU qui se respecte) –, il puisse être prouvé que : oui, il a été écouté et que : non, il n'a pas été pris que pour un con. La moitié de sa jambe ? ! Sympas et émotifs comme nous sommes, nous y allons… Concernant l'intervention que je suis en train de me remémorer, alors que Benkaid ronfle, on ne pourra pas dire que les secours auront été appelés pour rien. Enfin, tout est relatif…

Une jeune femme de 29 ans, pas laide, un boulot qui lui plaît, des projets plein la tête et en pleine forme, tombe raide, devant sa mère, dans sa boutique, après avoir dit, l'air tout juste angoissée : « Je suis vraiment très fatiguée. » Sa mère a appelé les secours aussi sec, a suivi leurs conseils en attendant qu'ils arrivent, et depuis, pleure. Les pompiers sont sur place en quelques minutes, et réclament une équipe SMUR en renfort, parce que la personne est en arrêt : arrêt cardio-respiratoire, plus de cœur, plus de respiration, plus de son, plus d'image. Manque de bol, le

SMUR est à vingt minutes de route (sinueuse) et trois sacs Vomix (pour tout non-initié).

En attendant, les pompiers massent.

Grandes pressions, savamment appliquées manuellement sur la cage thoracique, au rythme de cent par minute et interrompues toutes les trente pressions.

En attendant, les pompiers ventilent.

Ils envoient de l'air et de l'oxygène (normalement, surtout de l'oxygène) dans les poumons, à l'aide d'un ballon et via un masque naso-buccal, à raison de deux insufflations entre deux séries de trente pressions.

Lors de ce ballet technique, l'estomac du patient est soumis, entre autres, aux insufflations d'air, qui ne devraient aller que vers les bronches, puis les poumons. Mais pour cela, il faudrait que le patient y mette un peu du sien, se réveille et gère le passage à niveau qui, selon son état, autorise le passage de tout ce qui vient d'en haut soit vers les bronches, soit vers l'estomac. Or, le patient inconscient et en arrêt a du mal à coopérer… Peut-on réellement lui en vouloir ?

(Prenez une feuille et un stylo, vous avez deux heures...) L'estomac, qui en plus de ça est soumis aux fortes pressions du massage cardiaque, a une fâcheuse tendance à chercher à se vider. Ce qui a pour conséquence une remontée du bol alimentaire dans l'œsophage, jusqu'au carrefour évoqué plus haut où, puisque le patient n'y met toujours pas du sien, il poursuit sa route vers la cavité buccale (et donc le pantalon du pompier qui ventile, accroupi à la tête du patient), mais aussi vers les bronches. Celles-là mêmes où l'on aurait souhaité ne voir arriver que de l'air et de l'oxygène (normalement, surtout de l'oxygène).

En attendant, les pompiers s'en remettent au défibrillateur automatique.

Le D.A. est un appareil d'une simplicité extrême. Il est depuis quelque temps à la disposition des sapeurs-pompiers de notre beau pays, et depuis peu (pour des raisons mystérieuses et probablement administratives) à celle de tout un chacun (c'est vous, ça), dans les lieux publics, tels aéroports, gares, centres commerciaux ou bars à putes, comme c'est le cas depuis fort longtemps, chez nos cousins Ricains. Cet appareil comporte deux boutons (moins que la plupart des sèche-cheveux) et deux électrodes (ce qui est, j'en conviens, plus que la plupart des sèche-cheveux) à placer, comme l'indique un ingénieux schéma, sur le torse velu ou glabre du patient. Le premier bouton allume l'appareil. Jusque-là tout va bien… La machine analyse alors l'activité électrique du cœur de la personne portant les électrodes et qui, souvent, est la plus mal barrée dans la pièce. Puis le D.A. se met à parler. C'est beau. Il dit si oui ou non il faut appuyer sur le bouton 2. Pour les curieux, il faut appuyer sur 2 si l'appareil reconnaît une fibrillation ventriculaire (mot savant pour dire que l'activité électrique du cœur est bordélique). Le 2 charge l'appareil, le rendant alors capable de délivrer une décharge d'à peu près 130 joules dans la poitrine du patient grâce aux deux électrodes, puis envoie la décharge. Celle-ci a pour but de remettre de l'ordre dans l'activité électrique bordélique du cœur (prenez des notes) et de lui rendre ainsi une activité de pompe efficace et de libérer enfin le pompier qui s'épuise à masser depuis tout à l'heure. Oui, c'est épuisant, et les pompiers, virils comme ils sont, ont du mal à accepter de se faire relayer. Ils vont donc souvent jusqu'à l'épuisement.

Le temps que l'on arrive, le D.A. a eu le temps de choquer sept fois (cinq, c'est déjà beaucoup ; six, c'est de la gourmandise ; sept, ça devient de l'utopie). Vingt-cinq bonnes minutes se sont écoulées, et trois pompiers sont entièrement déshydratés…

— Bonjour, m'sieurs dames. Pouet, pouet.

Je déloge avec délicatesse le pompier qui ventile et qui n'est pas mécontent de pouvoir aller débarrasser son pantalon du bol alimentaire de tout à l'heure. Je ballonne un ou deux coups et intube la jeune femme. L'intubation est un geste réservé à l'usage exclusif et donc glorieux du médecin français, qui consiste à introduire délicatement un tuyau creux en plastique, dans celui, naturel, qui mène aux bronches. Ce tuyau creux est entouré d'un ballonnet qui, une fois gonflé, rend impossible le cheminement de toute substance (bol alimentaire compris) vers les bronches, si ce n'est, justement, par le creux du tuyau. Or, de manière tout à fait intelligente, l'extrémité externe de ce tuyau est branchée hermétiquement sur une machine qui n'envoie que de l'air et de l'oxygène (normalement, surtout de l'oxygène).

On envoie des drogues destinées à aider le cœur à battre, d'autres censées l'empêcher de battre n'importe comment, d'autres qui tentent de limiter la souffrance de l'ensemble des cellules du corps et en particulier celles du cerveau (liée à la carence en oxygène, bah oui, on a beau en balancer plein les bronches, si la plomberie ne suit pas, l'oxygène n'arrivera jamais à destination). Bref, on fait ce qu'on peut. Après vingt-deux minutes de réanimation spécialisée (les spécialistes, c'est nous) et pas loin de cinquante minutes de réanimation globale (les globaux, ce sont les sapeurs-pompiers), arrive l'interrogation : on continue, on y met tout ce qu'on a, et on prend le risque statistiquement effrayant, si jamais le cœur repartait, de voir cette jeune femme de 29 ans, pas laide, avec un boulot qui lui plaît, des projets plein la tête et sans soucis de santé jusque-là (mais ça marche aussi pour le vioc, le laid, celui qui se néglige), développer une conversation de plante verte.

La réponse de l'équipe spécialisée est unanime : on ne prend pas l'option plante verte, mais on annihile aussi la possibilité (statistiquement non chiffrée mais flirtant avec le néant) de la voir un jour à nouveau debout et souriante pousser la porte de son boulot qui lui plaît.

On a beau être athée et habitué, ça fait mal au cul.

Suite des réjouissances : l'annonce à la maman, qui depuis le début, pleure, et ce n'est pas parti pour s'améliorer.

Au moins, ça permet au professionnel de relativiser. Ça fait peut-être mal au cul, mais ma fille, elle, est en vie, et la nuit prochaine ainsi que la plupart de celles à venir, je vais dormir.

Il y a quelques années, après une sortie dans ce goût-là, j'avais demandé à un vieil anesthésiste, qui devait avoir pas loin de cent dix ans de SAMU derrière lui, si depuis le temps, il n'avait pas trouvé une formule moins conne que les autres pour annoncer aux proches le décès brutal d'un être aimé :

— Tu les regardes droit dans les yeux… Tu laisses un blanc, puis tu leur dis : « Quand on voit la gueule que vous avez, on se dit qu'il est mieux là où il est… »

En plus du mérite de m'avoir bien fait marrer, cette réponse a fini par ancrer en moi (jusqu'à aujourd'hui, en tout cas) l'idée que, non, il n'y a pas de meilleures façons d'annoncer ça, il n'y en a que des moins pires…

Et encore…

CHAPITRE 5

# Aparté métaphysique, s'il en est…

Avant d'entamer de brillantes études médicales, j'avais tâté de la math sup… Ce sont les mathématiques qui ont failli me faire rester dans cette filière, débutée dans l'unique dessein de rendre un jour la fusion froide. J'avais vite compris que pour arriver à une telle prouesse, il fallait soit accepter de bûcher comme un âne toute une vie (et mourir déçu de ne pas avoir fait avancer le schmilblick d'un iota), soit avoir ce zeste de génie propre aux Vinci, Newton ou autre Einstein. Après vérification, je n'avais pas ça en magasin.

Mme Fantasia, ma prof de maths de l'époque, cachait une femme d'une poésie hors du commun derrière une glaciale austérité. Elle faisait pleurer au moins deux élèves par cours, souvent de la gent féminine, et parfois même de la gent masculine, pourtant difficilement ébranlable à cet âge-là : 19 ans, bac en poche, souvent dépucelé depuis peu et ne portant plus d'appareil dentaire. En plus d'être enseignante de trois classes de math sup et math spé, elle était (et ça, ça m'a toujours laissé rêveur et perplexe) « chercheur en mathématiques au CNRS ». Mais que cherchent les chercheurs ? La réponse que je détiens maintenant est la source de ma rêverie : ils ne cherchent pas, ils créent. (Eh non, les mathématiques, on ne tombe pas dessus en creusant des trous ni en ouvrant des rongeurs.)

Prenez quelques instants pour revenir sur terre avant de poursuivre.

...

Pour dire tout le bien que je pense des mathématiques, je pourrais tenter de m'opposer point par point à l'opinion de la majorité de mes contemporains. J'ai pris le parti d'être plus constructif et accessoirement plus bref, en relatant à qui veut l'entendre cette anecdote : au milieu d'un cours de maths (sup), pour essayer d'élever le débat, ou plus exactement pour tenter de détourner le monologue de ma Fantasia bienaimée, qui s'évertuait à nous faire comprendre que si on ne se mettait pas à réfléchir, et mieux, à comprendre, les grandes écoles, ce n'était pas pour demain (et qui est-ce qui m'a foutu une classe pareille !), je lui ai exposé ce que venait de nous dire notre prof de physique sur sa matière : « Les mathématiques sont un outil abstrait à la disposition des physiciens qui, eux, décrivent le monde réel. » Mme Fantasia a réfléchi avant de parler, ce qui n'était pas dans ses habitudes – elle était plutôt du genre à éructer une réponse lapidaire. Puis, chose inédite pour la classe, elle a souri. Ce fut un moment chaleureux, qui a eu pour effet immédiat de sécher les larmes qui coulaient sur une bonne moitié des visages de la classe, et qui a laissé deviner que cette femme, à condition qu'elle dorme un peu, prenne le soleil, mange et troque son jean trop large et son pull-over gris à grosses mailles contre un chemisier et un pantalon plus moulant (après avoir mangé) pourrait être magnifique. Sa réponse, pleine de tendresse, a laissé entrevoir toute l'humanité que recèle cette belle matière : « La physique décrit un monde parfait qui n'existe pas (rien que la première partie de sa réponse ferait un bon sujet de philo), les mathématiques sont la réalité, aussi abstraite soit-elle. » Amen.

Pour finir de vous convaincre que le monde dans lequel nous vivons est bien plus abstrait que parfait :

On arrive dans une chambre miteuse, d'un hôtel miteux (les dernières scènes de *Shining* ont dû être tournées ici) vers 01 h 26 *ante meridiem*. Madame (âgée de 18 ans et demi, et presque à terme de sa troisième grossesse) dit que ça pousse. Les deux autres chérubins sont gardés par leur grand-mère de 37 ans. Et Madame est venue dans cet hôtel se reposer avec Monsieur (âgé de 19 ans et première grossesse) pour des raisons que j'imagine volontiers très abstraites vu que, en plus du choix douteux du lieu de villégiature, leur maison est à 4 km. Dans la chambre, il y a la place pour le lit sur lequel Madame est allongée et hurle, pour moi entre le pied du lit et le mur, et pour Monsieur, adossé au mur à droite du lit, pâle d'alcool et de terreur devant ce qui va sans nul doute arriver sous peu. Aujourd'hui, je suis fatigué et je ne suis pas complètement dans l'intervention. Le contexte me laisse un peu perplexe. J'examine la dame une première fois et pense pouvoir conclure qu'on a le temps de la perfuser, de la rassurer et de rouler vers l'hôpital afin que cet heureux événement se produise dans les meilleures conditions possible. Je n'y suis tellement pas que je n'ai même pas envie d'attendre les dix minutes conseillées avant un deuxième examen, permettant une évaluation de la cinétique de l'affaire et une décision réfléchie de réaliser l'accouchement sur place ou de se barrer en embarquant Madame. Monsieur se met à hurler à son tour. Il glisse contre le mur, pour se retrouver en position fœtale, la main sur la poitrine, et grommelle que ça lui fait mal. Je jette un regard las vers Claude, mon copain infirmier qui semble douter comme moi, non pas de la réelle (et, ô combien, compréhensible) détresse psychique de Monsieur, mais de sa détresse physique.

— Bon, Claude, maintenant que tu as perfusé Madame, on va peut-être y aller, qu'est-ce que tu en penses ? lui demandé-je en retirant le gant de ma main droite et en ignorant, de façon un peu mesquine, Monsieur.

— Pas que du bien. T'as remarqué ce qu'il y a entre ses jambes ?

— Ah oui…

C'est ce qu'on appelle un travail extrêmement rapide que je n'ai pas vu venir. J'ai un peu l'impression d'être Rantanplan devant Lucky

Luke. Je me réveille (l'adrénaline, ça fait ça). J'ai juste le temps de saisir un gant propre pour ma main droite, mais pas celui de l'enfiler. Comme la tête de bébé veut sortir, ma main gauche gantée la retient. Pendant ce temps-là, Monsieur émet des râles d'agonie, en position fœtale, et beugle qu'il va mourir. Souvent après avoir encouragé à pleins poumons les futures mamans à pousser tout ce qu'elles peuvent, on leur dit de ne surtout plus pousser, et on retient la tête du petit afin d'éviter qu'un passage trop rapide ne transforme leur périnée en la face cachée de la lune (bien plus riche en cratères que sa face visible ; elle a sa pudeur aussi, la lune). En l'occurrence, je n'ai pas eu besoin d'encourager, mais le passage a bien l'air de vouloir se faire très rapidement. Retenant donc la tête du petit de la main gauche, j'essaie d'enfiler mon gant droit avec mes dents. Je tente de couvrir les cris des futurs parents, pour demander à Madame d'arrêter de pousser, et à Monsieur d'arrêter de gueuler et que non, il ne va pas mourir. Florian, l'ambulancier à la carrure d'armoire normande, un peu inquiet de me voir m'énerver, enjambe Madame afin d'accéder à Monsieur et de le faire taire avec une approche oscillant entre la compassion et la menace.

Cinq minutes plus tard, bébé, nettoyé et emballé, tète le sein de Madame. La maman sourit aux anges, et le papa promet à Florian qu'il n'a plus mal et va se blottir contre ses deux amours. Ma main droite me réclame une bonne douche, et Claude se fout ouvertement de moi.

Pas parfait : l'hôtel, la chambre, le toubib, l'âge des parents, les parents, l'avenir de l'enfant…

Abstrait : le sentiment de bonheur ressenti pendant quelques minutes par les six personnes, dans cette pièce (pourrie).

## CHAPITRE 6

# Où l'on comprend que la subtilité a toute sa place dans la communication de crise

Revenons à une réalité toujours aussi imparfaite, mais bien moins abstraite.

Le bip sonne. Un gamin de 10 ans qui, après avoir déjeuné chez lui, retourne à l'école à vélo et casqué, se prend une voiture qui ne roule « pas si vite que ça », comme on l'entend dans cet extrait de la conversation téléphonique enregistrée entre le conducteur et le SAMU :

— Vous rouliez à quelle allure à peu près ?

— Bah, pas si vite que ça.

— Vous pouvez être plus précis ?

— Je ne sais pas… Pas plus de 60.

A priori, à 60 km/h en agglomération, si le gamin s'en sort mal, le conducteur a du souci à se faire.

Apparemment, le gamin ne répond pas du tout aux stimulations de ses parents, mais il semble respirer. En termes techniques, ça donne : victime, garçon de 10 ans, AVP, VL contre vélo, patient casqué, TC avec PDC sans reprise de conscience, VS OK.

Amis de la poésie, on ne vous retient pas plus longtemps. La grande machine du secours se met en branle. Comprenez : un camion de pompiers, avec à son bord trois pompiers, un brancard et du matériel de secourisme, part sur les lieux du drame. Un SMUR, plus précisément un monospace avec abondance de matériel, non plus de secourisme mais de réanimation, ainsi qu'une infirmière (Marlène), un ambulancier (Laurent) et un toubib (moi) sont également dépêchés (et priés de se dépêcher). L'ambulancier du SMUR sait en général faire plein d'autres trucs que conduire à toute berzingue, sirènes hurlantes, ce qu'il fait par ailleurs et souvent très bien (surtout ne jamais froisser les ambulanciers du SMUR, je suis en général assis à la place du mort). Quand l'équipe SMUR arrive sur place, le petit gars est recroquevillé au sol, entouré par ses parents et les pompiers qui l'attendent (l'équipe SMUR) pour savoir s'ils peuvent le mobiliser.

...

Ah oui... C'est moi le chef aujourd'hui. Ça ne fait pas longtemps, alors forcément je n'ai pas encore tous les réflexes. La fois d'avant, j'étais interne, c'est-à-dire pas complètement médecin, mais presque, alors que là, je suis carrément docteur en médecine. La nuance est fine sur la feuille de paye, mais énorme devant le juge. Je m'approche : le petit a un pouls. Pour les néophytes, ça veut dire que son cœur bat, ce qui est mieux que s'il ne battait pas.

Il respire, c'est encore mieux. Et, dernier point à vérifier avant toute chose : est-il conscient ? Non : pas d'ouverture des yeux, pas de vocalises et pas de mouvements adaptés à la stimulation, voire à la stimulation douloureuse (enfin, on ne s'acharne pas non plus, hein). Bon, ça, c'est beaucoup moins bien. Après un rapide examen, je conclus que le cerveau du bonhomme est en train de souffrir et qu'on a intérêt à le techniquer rapide. On a quelques précautions à prendre et soins à faire, comme l'allonger dans un matelas coquille sans lui rompre la moelle, lui poser une voie veineuse pour pouvoir lui passer des drogues afin de mettre le cerveau au repos, l'intuber afin de protéger ses bronches... Et à blinder vers l'hosto pour qu'il ait, dans les plus brefs délais, un scanner cérébral et qu'il aille sans tarder vers le bloc de neurochirurgie.

— Vous êtes la maman ?

— Bouuuuuuuhhhhh....

— Et vous son papa ?

— Oui.

Problème n° 1 du professionnel : comment leur expliquer que leur fils est à deux doigts du bout du bout et qu'on n'a pas le temps de leur expliquer ?

— C'est très grave. Il respire encore seul et il a une bonne tension, mais l'objectif est d'aller au plus vite à l'hôpital pour qu'il ait un scanner et qu'il soit pris en charge par les neurochirurgiens. Vous pouvez nous y rejoindre, mais s'il vous plaît, roulez prudemment.

— Mais il bouge, là, hoquette la maman.

Problème n°2 du professionnel : comment leur dire que les mouvements qu'il effectue sont des réflexes neurologiques traduisant une souffrance encore plus grande de son cerveau ?

— Ce sont des mouvements réflexes, madame, il ne le fait pas exprès.

— Il retournait à l'école, articule le père, il était venu déjeuner à la maison pour me voir, parce que j'ai pris quelques jours de congé. J'ai perdu mon frère, il y a deux jours, et je dois aller à l'inhumation demain.

Quand on vous dit que, parfois, la vie, c'est une pute… Et incorruptible avec ça ! Le petit bonhomme a bien eu son scanner, puis il a été pris en charge par les neurochirurgiens. Ils lui ont ouvert la boîte crânienne, ont évacué un peu de sang, puis ont refermé. Le petit bonhomme semble récupérer. Doucement… Le pronostic est encore réservé. On utilise les mots qu'on peut quand on n'en sait rien…

## CHAPITRE 7

# Dans lequel le protagoniste s'égare dans le sentimentalisme

— T'es toujours là, David ?

Je rouvre les yeux. Le plafond de la chambre atteste du déficit de l'Assistance publique. La peinture est toute fissurée. À moins que ce ne soit le plâtre. Pourtant, depuis des décennies qu'il voit des vies basculer, il a gagné en respectabilité, ce plafond. Il mériterait un peu plus d'égards…

— Oui, chef, et si ça ne vous fait rien, je crois bien que je vais passer la nuit ici.

— Tu sais parler au patron, toi…

— Ça fait plusieurs années que vous n'êtes plus le mien, et vous devez vous douter que si je reste, ce n'est pas dans l'espoir que vous me donniez un poste dans votre service *post mortem*.

— En effet, je m'en doutais.

Il marque une pause, inspire difficilement. J'enchaîne :

— Il doit y avoir douze ans de ça, nous étions de garde ensemble dans le service. Je vous avais fait biper parce qu'à deux heures du matin, on avait retrouvé un malade, la trentaine, qui devait rentrer chez lui le lendemain, tellement il allait bien, sauf que là, il était allongé par terre dans sa chambre, mort. Quand vous êtes rentré dans la chambre et que vous m'avez vu au sol, en train d'essayer de le réanimer, vous avez eu cette phrase… Vous vous souvenez ?

— Non.

— Vous avez dit : « Tiens, ça c'est intéressant… »

— Ah oui, ça me revient.

— Ce qui m'a le plus étonné, c'est que j'ai trouvé cette réaction appropriée.

C'est vrai que pour un professionnel, c'est intéressant, parce que c'est grave et surtout parce qu'il ne comprend pas d'emblée ce qui s'est passé. C'est froid aussi, mais ça fait partie du taf. Cette même nuit, Benkaid a reçu la femme du gars. Du haut de mes quatre années d'études et de mon vertigineux manque d'expérience en la matière, j'ai proposé de l'accompagner dans son bureau, on ne serait pas trop de deux. Benkaid a souri et a décliné. À travers la porte, on pouvait entendre la femme hurler de douleur, puis à mesure que Benkaid lui parlait, ses cris se sont noyés dans les larmes. Quand elle est ressortie du bureau, une demi-heure plus tard, elle avait les traits tirés et le regard éteint, mais elle avait entendu et compris : elle commençait déjà son deuil. Je ne sais pas exactement ce que Benkaid lui a dit, ni comment, mais ça a marché. Et qu'il soit resté là à attendre l'épouse pour lui annoncer à quatre heures du matin qu'ils avaient été dépassés et que son mari était mort, ce n'est pas un classique du genre. Il aurait pu aller se coucher et laisser cette tâche ingrate à l'interne, à l'instar de beaucoup de chefs. Lui, non. Ça, ce n'est pas froid, et ça fait aussi partie du taf.

L'effort que lui demande la parole semble le décourager. Il ne répond pas et ne lutte pas contre le sommeil qui le submerge en quelques secondes. Apparemment, il avait juste besoin de s'assurer que j'étais toujours là à ses côtés, prêt. Prêt à quoi ? Je me laisse aller à mon tour dans les bras de Morphée, sans prendre le temps d'imaginer la réponse. Et comme je commence à devenir plus émotif qu'à mon habitude, j'emmène Morphée vingt ans en arrière où je fus le témoin d'un élan d'amour paternel inconditionnel. Sur le coup, ça m'avait fait ricaner. Je n'y avais vu que le gâtisme précoce d'un homme chaleureux de nature et d'origine. À ma décharge, j'étais à peine pubère.

Simon Benquizane, haut comme trois pommes, des avant-bras comme des mollets de cycliste et un teint bien de Casa, avait un cœur qui dégageait une chaleur propre à vous donner envie de faire shabbat tous les vendredis soir avec lui. Il avait aussi une paire de jumelles qu'il emportait à la plage pour regarder les bateaux (ça, c'est la version officielle) et un goût prononcé pour les ballades de Sinatra. Pour preuve : sa version de *I did it my way* qu'il interprétait les larmes aux yeux avec un inimitable accent franco-pied-noir. Mais il avait surtout une fille, M. Benqui : Valérie, alias Valoche, ma pote de toujours. Maintenant que les présentations sont faites, revenons au jour du grand débordement. En arrivant devant la porte d'entrée de l'appartement familial, Valérie sort ses clés, mais à l'instant où elle s'apprête à les engager, la porte s'ouvre toute seule (méchamment aidée par Simon Benquizane). Nous nous retrouvons donc nez à nez avec le paternel. À la seconde où il voit sa fille, le visage de Benqui se métamorphose, illuminé. Ses yeux s'écarquillent, ses rides se creusent, son teint rosit, puis son gigantesque sourire béat se met à parler :

— Mais qu'elle est belle ma fille !

Il l'embrasse puis il part.

À cet instant, je n'existe pas. Je suis invisible dans l'ombre immense de la fille de Simon.

Depuis, j'ai eu deux enfants.

Une fille et un garçon. Magnifiques tous les deux. Objectivement magnifiques. Ma fille et mon fils d'après leur mère. Ma fille et mon fils, de toute façon…

Depuis, quand je rentre après une journée, ou une nuit, ou les deux, un peu usé par le boulot, et qu'en ouvrant la porte, je vois ma fille sourire et rigoler en me regardant, j'ai une pensée pour Simon et je me fais plaisir :

— Mais qu'elle est belle ma fille !

# CHAPITRE 8

## Où l'on subodore que le problème est moins le mourant que les vivants

*Back to the* taf. Alors que la respiration bruyante mais régulière de Benkaid me berce, je poursuis mon voyage dans le passé. À l'époque, j'étais jeune chef aux urgences.

— Allô ?

— Bonjour, monsieur, vous êtes bien le fils de Mme Crèvecœur ?

— Oui.

— Docteur Kerity aux urgences, je vous appelle au sujet de votre maman…

— Ça va, elle ne vous a pas embêté, la vioque ?

Ça, c'est ce qui me ferait sourire comme réponse, mais en général après la deuxième phrase, si on n'enchaîne pas rapidement, il y a comme un malaise au téléphone. Reprenons :

— Docteur Kerity aux urgences, je vous appelle au sujet de votre maman... Bon, bah, elle est comme qui dirait en train de nous claquer dans les pattes. Pis, on n'a pas tellement envie de s'y opposer parce que, vu l'état pourri dans lequel elle était avant, on ne va pas réussir à faire des miracles. Une métaphore pour vous aider à comprendre, et je me permets de citer John Wayne : « Elle est en train de passer le Rio Grande, c'est plus ma juridiction. » Si vous voulez lui claquer une bisouille, c'est maintenant.

Ça, c'est ce que j'aimerais parfois pouvoir dire, mais les gens ont si peu d'humour quand ils sont malheureux. Reprise, troisième :

— ... Au sujet de votre maman... Elle est arrivée aux urgences en grande dyspnée, probablement sur une pneumopathie communautaire hypoxémiante, avec un sepsis sévère. Elle est en train de passer en défaillance multiviscérale et au vu de ses lourds antécédents, elle sera récusée, à juste titre, par le service de réanimation. Nous allons donc lui administrer anxiolytiques et antalgiques pour l'accompagner jusqu'à cessation de toute activité cardiaque. Si vous voulez lui claquer une bisouille, c'est maintenant. Boujou [1].

Ça, c'est ce que j'aimerais toujours pouvoir dire, mais les gens ont rarement pris le temps de faire cinq, six ans d'études de médecine pour se préparer à ce genre de situation. Reprise, quatrième et dernière :

— … Au sujet de votre maman… Elle a été amenée aux urgences parce qu'elle était très gênée pour respirer.

— Oui, elle n'était pas bien.

— Non, en effet. Et malheureusement, la situation s'est aggravée, monsieur. Elle est toujours très gênée pour respirer, probablement parce qu'elle a une grosse infection pulmonaire, et ça se répercute sur son cœur qui a du mal à… remplir son office. Ça fait déjà un moment qu'elle est faible, votre maman, je crois ?

— Oh, bah, oui…

— C'est pour ça que ça prend des proportions très importantes. On la soulage avec de l'oxygène. On a débuté les antibiotiques pour l'infection pulmonaire et l'on traite également

1. Expression normande entre « bonjour » et « bisou » employée en arrivant comme en partant.

l'œdème des poumons, mais ce n'est pas sûr que cela suffise à passer le cap. On en est au point de se demander s'il faut se lancer dans une réanimation très lourde…

— Ah oui ?

— Oui. Cela consisterait en une administration de drogues beaucoup plus fortes et éventuellement à lui introduire un tuyau dans la gorge pour qu'une machine l'aide à respirer. Il faudrait la transférer dans un service très spécialisé ; ce n'est pas anodin et, malheureusement, je ne suis pas sûr que ce soit lui rendre… service. Le risque est qu'on ne puisse plus la sevrer de cette machine et qu'il y ait d'autres soucis liés à l'hospitalisation qui viennent se greffer dessus…

— …

— Ce sont des soins très lourds et plutôt inconfortables…

— …

— Mon avis est qu'il faut soigner l'infection et la soulager des autres symptômes, mais peut-être pas aller jusqu'à une réanimation lourde, qui, encore une fois, ne lui rendrait pas forcément service et ne la guérira pas de toutes les pathologies qu'elle avait déjà avant.

— …

— Vous comprenez ce que je vous dis, monsieur ?

— Oui, oui, je comprends, mais vous croyez que c'est grave ?

— ... Oui, monsieur, c'est grave et cela risque de s'aggraver davantage. Votre maman est très affaiblie. Il est possible que nous n'arrivions pas à passer ce cap et que votre maman décède. C'est pour ça que je vous parle du choix que nous devons faire de se lancer ou non dans une réanimation lourde.

— Je ne sais pas...

— Je m'en doute. Je ne vous demande pas de choisir, monsieur, et c'est nous qui prendrons la décision le moment venu. Là, mon avis est que ce serait la mettre dans une situation très inconfortable sans être sûr du tout de pouvoir l'améliorer... Mais j'ai besoin de connaître votre sentiment.

— Non.

— Quoi, non ?

— Si c'est pour qu'elle souffre, ce n'est pas la peine. Vaut mieux la laisser tranquille, elle en avait marre depuis un moment déjà, vous savez... Mais faites ce qu'il faut pour qu'elle ne souffre pas.

Forcément, ils sont souvent un peu longs à la détente, mais quand ils ont pigé, ils ont pigé.

Certains jours, c'est plus lourd que d'autres... Et ce jour-là, après le sixième cas de la semaine à se demander s'il faut réanimer ou pas, ça s'aventure très au-delà des limites du « lourd ». Peut-être parce que je suis encore jeune.

## CHAPITRE 9

# Confirmation du chapitre 8 par un classique exercice de tuyau percé

Après un certain temps dans ce noble métier, il semble que l'on devient capable de raconter avec un certain aplomb à peu près n'importe quoi. Dans l'urgence, la vraie, celle qui a du poil au menton, on n'a pas vraiment le choix quand on s'adresse aux familles. C'est surtout à elles que l'on raconte n'importe quoi, et encore, ça n'est souvent que la vérité que l'on a pris soin d'empaqueter un tantinet. Avec le patient, le plus souvent, on reste assez sincère… Quand la famille arrive sur les lieux du drame avec des questions plein la bouche, le toubib n'a souvent eu que quelques minutes pour :

1) voir dans quel état est le patient ;

2) deviner (voire inventer de toutes pièces) ce qui l'a mis dans cet état ;

3) présager du chemin que son destin va prendre si on le laisse faire ;

4) décider de ce qu'il va faire ou non, pour changer l'orientation du destin en question.

Notre toubib est donc, dans les cas graves, confronté à une situation somme toute assez complexe : le patient va très mal (dans les cas graves, on a dit) et on ne sait pas exactement ce qu'il a. La famille l'interroge. Le toubib ne connaît pas cette famille et encore moins chaque individu qui la compose avec sa sensibilité propre : que refusera-t-on d'entendre, sera-t-on capable de comprendre... Toutes ces petites subtilités, qui font toute la beauté, la complexité et l'unicité de chaque être humain, deviennent essentielles en cas de crise et peuvent vous transformer une bête intervention d'une sympathique équipe SMUR en carnage. Et il va falloir répondre aux questions. Exemple à l'appui : par une belle nuit étoilée, nous roulons (vous l'aurez compris : l'ambulancier, l'infirmier, et moi-même), sirènes hurlantes, vers le domicile d'un quidam de 36 ans qui s'est mis à saigner par son orifice de trachéostomie.

Aparté pédagogique :

Trachéostomie : intervention chirurgicale consistant à aboucher la trachée à la peau.

Trachée ? Conduit qui fait communiquer le larynx avec les bronches, et sert au passage de l'air.

Larynx ? Vraiment ? Bon... Larynx : organe de phonation situé entre le pharynx et la trachée.

Pharynx, probablement... C'est-à-dire que retranscrire en entier mon petit guide d'anatomie risquerait d'être un tantinet longuet. Tâchons d'être plus imagé : l'orifice de trachéostomie est un orifice artificiel amenant la trachée (le tuyau qui conduit l'air entre les poumons et la bouche) à la peau, sous le menton, plutôt que dans la gorge puis dans la bouche (pour les questions, adressez-vous à l'éditeur). Les patients ayant été opérés d'un cancer de la sphère ORL, à qui une partie de la gorge a dû être retirée, ont souvent une trachéostomie, ce qui était le cas de ce quidam. Et souvent, quand ces patients saignent par la trachéo, c'est mal barré, parce que c'est leur carotide (un des quatre très gros vaisseaux sanguins qui amènent le sang à la tête via le cou) qui s'est rompue, rongée par un résidu de cancer et qui se vide dans la trachéo (avertissement peut-être un peu tardif : il est préférable de ne pas dîner en lisant ce chapitre). La carotide est comparable à un petit tuyau d'arrosage sous pression, offrant un débit d'à peu près 500 ml par minute, or quand on a fait un trou dans un tuyau d'arrosage sous pression, ça gicle. La différence principale entre le tuyau d'arrosage sous pression et troué, et une carotide fissurée, c'est que ce n'est pas de l'eau mais du sang et que la carotide n'est pas branchée sur les canalisations de la ville, offrant une réserve quasi inépuisable d'eau, mais sur un circuit fermé contenant, en tout et pour tout, à peu près quatre à cinq litres de sang. Le reste, c'est de la plomberie et des mathématiques avec une équation à une seule inconnue :

T(temps) = volume de sang total / débit.

Conclusion : souvent, quand l'équipe arrive, c'est trop tard et l'appart ressemble au décor d'un mauvais film d'horreur. Les patients, ayant – curieusement – du mal à rester tranquillement assis en attendant la mort et les secours, ont tendance à courir partout dans la maison, et donc à repeindre la maison. On retrouve du sang du sol au plafond et dans toutes les pièces. Les pros aussi, ça les impressionne, mais comme ils ont des trucs à faire (réanimer le bonhomme, remplir le certificat de décès...), ils ont l'esprit un peu occupé. Cette nuit-là, la compagne, qui a assisté à la scène et qui est étonnamment calme, m'informe que deux enfants dorment à l'étage et que les parents du mort sont en bas et attendent qu'on aille leur expliquer où l'on en est. Après une concertation discrète avec le reste de l'équipe, je m'enquiers auprès de la dame de la localisation des produits d'entretien et des serpillières. S'ensuit un lessivage rapide, mais complet et efficace de la maison, par ladite équipe de professionnels non plus de la santé mais de nettoyage. L'adaptabilité est un des mots clés de ce métier. Le lessivage terminé, je descends voir les parents.

— Bonjour, madame, bonjour, monsieur (le jour est mal parti pour être « bon », mais à part le « salut » légèrement familier, je n'ai pas beaucoup d'autres expressions pour saluer... En anglais peut-être, mais si c'est pour dire « Aïe », franchement, ce n'est pas la peine). Vous êtes bien les parents de M. T. ?

— Oui...

Les visages sont tristes, mais on y perçoit encore une infime lumière. Bien qu'ils aient compris, ils attendent la confirmation du professionnel avant de tuer l'espoir de revoir leur fils vivant.

— Votre fils a perdu beaucoup de sang. C'est un des vaisseaux du cou qui devait être déjà très fragilisé qui s'est rompu. Je suis désolé, mais votre fils est décédé.

— Il n'a pas souffert, docteur ?

C'est-à-dire que ça n'a pas dû être drôle quand même, il a dû voir qu'il se vidait, alors il a paniqué et il a couru partout pendant à peu près un quart d'heure avant de s'effondrer dans son sang. L'appart est dégueulasse, j'espère que vous êtes en bons termes avec le proprio... Vous devinez l'intérêt de l'empaquetage, là ? La vérité a été, ce jour-là, empaquetée comme à la veille de Noël :

— Non, madame, il n'a pas souffert, cela a dû être très rapide.

## CHAPITRE 10

# Anne-Cécile (parce que je ne suis pas le seul urgentiste en France à être témoin de scènes originales)

Anne-Cécile est une collègue et néanmoins une amie. Premier contact agressif, second contact hargneux, mais grands yeux en amande qui trahissent son extrême douceur quand on sait y faire (amateurs s'abstenir). Elle a pris son temps pour les études. Elle devait trouver que dix années, ça faisait un peu touriste, alors elle en a redoublé quelques-unes. À dire vrai, cette toubib a fait partie de ce petit sous-groupe d'étudiants en médecine qui a dû bosser pour se payer ces chères, très chères études chronophages. Pas juste seulement donner des cours du soir, parce qu'à 23 ans on veut gagner soi-même son argent de poche pour avoir l'illusion de passer à l'âge adulte. Non, c'est plutôt « bosser, la nuit, à la chaîne, dès 18 ans » pour se payer sa chambre de bonne et ses soupes chinoises. Ça endurcit, probablement. Je ne peux que supputer : je fais partie de ceux qui ont eu l'impression de passer à l'âge adulte à 23 ans.

Il était donc une fois, Anne-Cécile en intervention SMUR. (Pour ceux qui n'ont pas encore posé la fourchette, c'est le moment !) *Once upon a time*, Anne-Cécile, n'écoutant que son courage (puisque lâchement abandonnée par policiers, pompiers et infirmière enceinte du SMUR), monte seule à l'étage d'un gentil pavillon pour aller confirmer le décès d'une dame qui vient de se tirer une balle dans la tête (chacun s'occupe comme il peut). Après une entrée tachycarde dans la chambre, elle effectue un scan de 180 degrés : lit, corps, armes à feu accrochées au mur et débris humains. Après une réflexion de quelques secondes qui met en doute ses connaissances anatomiques, elle aboutit à la conclusion que oui, c'est bien ça, la femme est à genoux, au bord du lit et sans tête.

Montée d'adrénaline.

Et si elle ne s'était pas tiré la balle toute seule ? Si quelqu'un l'avait aidée avec des intentions pour le moins douteuses, qui serait encore planqué dans la pièce en possession de l'arme... Derrière la porte, par exemple.

Début de noyade sous le niveau d'adrénaline qui continue son ascension.

Tout à coup, une masse spongieuse vient s'écraser sur son épaule droite. En l'occurrence, un bout de cervelle, mal collée au plafond.

Apnée à trois cents mètres de profondeur sous adré.

Anne-Cécile part alors en sucette. Au lieu de fuir, elle pose sa main sur la poignée de la porte. Elle doit en avoir le cœur net, au risque de ne plus avoir de cœur du tout. Elle pousse le battant d'un coup sec. Rien derrière, pas même un petit mari en slip, armé d'un fusil de chasse. Soulagement relevé d'une esquisse de sourire et remontée lente vers la surface d'Anne-Cécile, trempée de sueur. Anne-Cécile a donc choisi l'attaque plutôt que la fuite, ce qui n'est pas forcément la solution la plus intelligente, au vu du potentiel danger, mais qui illustre bien que l'état de stress dépassé, défini physiologiquement comme une stimulation adrénergique excessive, amène à se comporter de façon irréfléchie.

Anne-Cécile est toujours en vie, la femme toujours morte et le mari fortement suspecté d'avoir revisité le concept du suicide.

On ne fait pas un métier facile, on est payés au lance-pierre, mais qu'est-ce qu'on se marre !

CHAPITRE 11

## Où le cinéma de baston coréen ramène le protagoniste à la réalité

En faisant bien attention, quand tout est silencieux, on entend les seringues autopousseuses. Elles produisent un léger bruit de fond, comme un souffle en continu, plutôt dans les graves. Ça ressemble à l'idée que je me fais du « Om » des moines tibétains. C'est assez zen, voire feng shui. En tout cas, ça a l'air de bercer Benkaid. Il dort comme un nouveau-né. Tiens, il ne ronfle plus ? Pendant une seconde, je me demande s'il respire encore. Au vu (et entendu) de l'absolu mutisme des quatre alarmes qui se mettraient à hurler à la mort si justement il s'en rapprochait, je me détends.

C'est marrant qu'avant de raccrocher, Camille m'ait demandé de claquer une bise à Benkaid.

Elle ne le connaît que par ce que je lui en ai raconté. Il faut dire qu'elle a compris bien avant moi ce que Benkaid représente à mes yeux. Elle est balèze, ma Camille. Elle m'a fait lire récemment *L'Élégance du hérisson* de Muriel Barbery. Un petit bijou d'humour, de finesse et d'intelligence. Ça marche comme ça, chez nous : elle n'est pas fan des films que j'aime, mais elle fait un effort et, moi, j'arrive à lui vendre les films de gangsters coréens comme des contes philosophiques. En contrepartie, elle me conseille des livres. Tout ça, dans le but d'alimenter les discussions de nos soirées, car nous n'avons pas la télévision.

— Vous n'avez pas la télé ? !

— Bah, non.

— Qu'est-ce que vous foutez le soir, alors ?

— ...

— ...

— On cause.

— Ah bon !

— Bah, ouais.

— Ah bon.

Dialogue récurrent que nous avons avec la majorité de nos congénères en couple. Ça en jette un peu de ne pas avoir la télé, c'est très postmoderne. Nous, les infos, c'est plutôt *Courrier*

*International* et France Info. Cette grande messe du vingt heures, tu comprends, c'est lisse, tape-à-l'œil et creux... Naaaaan, vraiment, c'est pas assez décalé, tu vois, c'est pour les cons, quoi. Sinon, toi, ça va ? Sans en être tout à fait là, parce que en réalité, la télé, on l'a, mais au lieu d'être la pièce maîtresse du salon, elle est planquée dans un recoin du bureau et ne capte qu'une chaîne sur deux et mal. Bref, on ne la regarde que très peu. En revanche, nous recevons bien *Courrier International* et il nous arrive d'écouter France Info (qu'il ne faut surtout pas écouter plus de quatorze minutes d'affilée, sous peine d'avoir l'impression d'être piégé dans une boucle temporelle).

Les films de gangsters coréens, que j'arrive donc à refourguer à Camille comme étant des contes philosophiques, s'avèrent, pour certains d'entre eux, réellement en être, voire, mieux que ça, être de véritables poèmes. *A Bittersweet Life*, de Kim Jee Woon, en est un (à la différence de *City of Violence* qui est à ranger dans la catégorie « on se met sur la tronche, on poétisera plus tard »). J'ai même réussi à faire pleurer ma Camille en ne lui montrant que le tout début de *A Bittersweet Life*, une scène du milieu et la toute fin. Elle est un peu sensible, c'est vrai, mais sa sensibilité est exigeante. Le film débute sur un saule pleureur dansant dans le vent, filmé en sépia et avec la voix off du héros qui relate un dialogue entre un disciple et son maître :

— Maître, est-ce le vent, ou bien les branches, qui s'agitent ?

Sans même lever les yeux de son manuscrit, le maître sourit et lui répond :

— Ce qui s'agite, ce ne sont ni les branches, ni le vent, mais ton cœur et ton esprit.

À la moitié du film, une scène montre le héros, consciencieux, efficace, brutal et élégant, bras droit d'un caïd local. Il est filmé de dos, devant la jeune maîtresse de son patron, qu'il a été chargé de surveiller. Elle est en train de jouer au violoncelle un morceau intitulé *Romance*, au sein d'un sextuor à cordes. On ne voit pas le visage du héros, seulement le col de sa veste noire, celui de sa chemise blanche, sa nuque et ses cheveux noirs, mais on devine. Cet homme au potentiel raffiné mais vivant dans un monde de violence est en train de tomber amoureux de cette jeune et gracieuse musicienne.

Dans la scène finale, le héros est calme, bien qu'agonisant. N'ayant même plus la force de répondre à celle qu'il aime, il se remémore le jeu du violoncelle : on redécouvre Sun Woo (le héros) profitant de la musique du sextuor à cordes, mais filmé cette fois-ci de face. Son visage est d'abord ébahi, yeux écarquillés, puis serein, yeux fermés, profitant de l'instant de quiétude, puis enfin souriant. Premier et seul sourire du film sur le visage de Sun Woo. Puis un dernier dialogue a lieu entre un disciple et son maître, toujours relaté par la voix off du héros.

Par un matin d'automne, un jeune disciple se réveille en larmes. Son maître l'interroge sur la raison de son chagrin :

— As-tu fait un cauchemar ?

— Non.

— Ton rêve était-il triste ?

— Non, dit le disciple, j'ai fait un très beau rêve.

— Dans ce cas, pourquoi pleures-tu ?

— Si je pleure, c'est parce que mon rêve ne peut pas se réaliser.

Un film touchant et violent. Un peu comme cette coquine de vie ou comme ce que me joue Benkaid en ce moment…

## CHAPITRE 12

# Où un parallèle osé nous fait apercevoir la richesse humaine du métier d'urgentiste via la course à pied

Ce soir-là, je cours. Ouais, je cours. Après quoi, je n'en sais rien, mais je cours. C'est ma défonce à moi. Je n'y excelle pas, mais je m'éclate. Quand je vous dis que c'est ma défonce, ça l'est. Après deux heures et demie de course, je suis défoncé de fatigue, mais surtout pendant ces deux heures et demie de course, je me défonce à l'endorphine. C'est une hormone sécrétée par l'organisme en cas d'effort prolongé ou de souffrance, pour apaiser justement cette souffrance. Cette molécule-là est apparentée à la morphine. Ça fait planer, quoi.

Donc je suis à mi-parcours d'un shoot qui doit durer 28 km. Il est 19 h 30, à la nuit tombée, j'attaque 5 km de descente avant 7 km de plat et 1,5 km de montée.

À gauche : la route et ses autos qui puent.

À droite : un terre-plein avec une pelouse pelée et des mottes de terre irrégulières.

Au centre : un trottoir.

Au-dessus : un ciel étoilé et une demi-lune qui éclaire ma route.

Devant moi, à 60 m environ, j'entraperçois la silhouette d'un papi crapahutant dans ma direction sur trois pattes, à la vitesse vertigineuse de 1,2 km/h.

Moins 40 m : ça se confirme, c'est bien un vioc à trois pattes, voûté et tête haute (troublant d'un point de vue anatomique). Poli comme je suis (merci maman), je dégage du mince trottoir et m'évertue à conserver ma foulée sans me péter une cheville sur le terre-plein, libérant ainsi de l'espace au papi, que j'imagine aisément effrayé. (« Même s'il arrive à m'éviter, ce p'tit con, rien qu'avec le vent, il va me foutre par terre ! »)

Moins 30 m : le papi est tout de blanc vêtu.

Moins 25 m : le papi s'arrête et se tasse sur la droite, me libérant ainsi un passage sur le bitume bien stable du trottoir. Poli comme je suis toujours (c'est pas un truc qu'on perd en 15 m, la politesse, c'est pas comme si ça pouvait tomber d'une poche), je m'en vais honorer l'offrande du vieux et me remets à courir sur le trottoir.

Moins 5 m : le papi toujours immobile me fixe et semble vouloir parler.

Moins 3 m : j'ôte une oreillette de mon MP3.

0 m : un sourire illumine le visage du papi, évoquant le petit garçon qu'il avait dû être il y a deux, trois siècles. Puis il lève sa canne et gueule :

— Eh ! Vous avez un tour de retard !

Plus 0,5 m : le papi éclate de rire.

Plus 1 m : j'éclate de rire à mon tour.

Plus 1,5 m : je tente une réplique.

— Méfiez-vous ! Il y a un contrôle antidopage à l'arrivée !

Jusqu'à plus 1 km : je me marre.

Jusqu'à la fin du shoot : je souris.

Avec le recul (non plus en kilomètres mais en temps), ce qui m'a plu ce soir-là, c'est la qualité de cette rencontre qui n'a duré que quelques secondes, la simplicité avec laquelle parfois on peut partager quelque chose. On pourrait presque aller jusqu'à dire qu'avec papi, on s'est aimés, ce soir-là. Le métier de l'urgence offre ça aussi de temps en temps (attention, pas tous les jours, c'est pas Woodstock non plus). On croise des individus qu'on ne connaît pas. On n'échange que quelques mots, mais parfois, même dans les moments graves (surtout dans les moments graves ?), on ne fait pas que se croiser, on se rencontre, on s'imprègne l'un de l'autre et on repart avec l'impression d'avoir rattrapé son tour de retard.

## CHAPITRE 13

# Tom et la poussière d'étoiles

Tom est un garçon charmant de 19 ans, champion de natation. Tom est un garçon charmant de 19 ans, champion handisport local de natation. Tom est un garçon charmant, mais néanmoins dépressif et IMC, comprendre : infirme moteur cérébral. À la naissance, il y a eu un couac : cordon autour du cou, cerveau mal irrigué, ou autre réjouissance de ce genre. Tom est donc débile léger depuis toujours et se déplace avec des cannes depuis qu'il marche. Pour un IMC, Tom ne s'en sortait pas trop mal jusqu'au jour où il s'est foutu par la fenêtre pour des raisons toutes aussi raisonnables que : « J'en ai marre de cette vie… » Tom s'est foutu par la fenêtre du troisième étage avec sa médaille d'or de champion handisport autour du cou. Un troisième étage relativement haut : quinze mètres, facile. Il a atterri sur un sentier de terre relativement boueux : 25 % d'eau, facile. Il n'a pas perdu connaissance.

À notre arrivée, Tom cause. Il ne bouge pas beaucoup, mais il parle. Je fais un rapide tour d'horizon et lui décèle quelques belles plaies et fractures, mais rien qui ne semble engager son pronostic vital dans l'immédiat. On le perfuse, on le soulage, on réaxe les membres désaxés, on le brancarde et on l'emmène aux collègues intra-hospitaliers. On, c'est l'équipe SMUR et nous sommes les extrahospitaliers – extra étant un préfixe géographique, hein, pas un qualitatif, car les intra sont tout aussi extras. Mais revenons à nos brancards. Ça a bien duré une heure, tout ce cirque, du coup, on a eu le temps de s'attacher. C'est qu'il a la causette facile, le Tom. Il se comporte comme un grand bonhomme au cours du brancardage douloureux : coopératif et pas une larme. Il regrette d'avoir sauté.

— J'vais pas mourir, docteur ?

— Non, a priori, tu ne vas pas mourir aujourd'hui.

Je me sentais objectivement optimiste sur le délai avant l'inéluctable. Et puis, dire à un patient qu'il ne va pas mourir, quand c'est ce qu'il veut entendre, même si je n'en suis pas convaincu, ça ne m'affole pas. Si je me goure, il ne viendra pas râler, et, au pire, il mourra un peu plus détendu...

— J'aurai des séquelles ?

— Heu... disons que ça, c'est relatif.

Merci, Albert, voilà une vérité qui s'applique à tout et à tous. Quand tu as dit ça, tu as tout dit... Et rien dit en même temps, bref c'est bougrement pratique. Ça, c'était en début de nuit. La nuit a été longue et m'a donné l'occasion de repasser voir où Tom en était. Nulle part. La nuit m'a fait mentir. Tom est mort quelques heures après son admission malgré les séances de réanimation auxquelles j'ai participé, passant par là au bon (?) moment.

Qu'on ne les récupère pas tous, ça ne me pose pas de problèmes. La vie humaine n'a pas pour moi de valeur sacrée (ce qui, comme le prix de ma bagnole, est à débattre), et je n'ai pas une foi illimitée en mon boulot ni en la médecine en général, d'ailleurs. Mais quand on n'a rien vu venir et que ça tombe sur un gosse de 19 ans attachant et courageux (sans éclat d'armures brillantes, sans histoire de fin du monde, juste dans la vraie vie), ça fait un petit pincement au cœur, ça embue les yeux... Et ça nous rappelle à la vie.

Merci, Tom.
Désolé, Tom.

Il paraît qu'on est de la poussière d'étoiles. Pour moi, ce n'est plus de l'ordre du paraître, c'est de l'ordre du savoir (autant qu'il m'est possible de savoir quoi que ce soit). Explication, en reprenant celle d'un certain Reeves, Hubert, astrophysicien de son état, grand vulgarisateur de sa science.

Monsieur Hubert Reeves, donc, a intitulé un de ses livres *Poussières d'étoiles*. Le titre lui venait d'une de ses lectrices qui lui avait rédigé une lettre de remerciement pour lui avoir appris que si elle n'était bien que poussière, comme on le lui avait enseigné avec une certaine agressivité durant toute son enfance, on avait omis de lui préciser que c'était de la poussière d'étoiles. Les molécules qui constituent quasiment toute la matière organique, les êtres vivants et donc nous, sont essentiellement composées des atomes carbone, hydrogène, oxygène et azote (vulgairement regroupés sous l'intitulé CHON. Comme dans : « Elle a fait une tache sur son chon. ») Or, il semble que ce soit un fait établi que ces atomes

CHON ne soient fabriqués (et non créés : on cause fusion nucléaire, là, pas Évangiles) que dans des étoiles semblables à notre soleil, où se déroulent en permanence des réactions de fissions et de fusions nucléaires. Vous, moi, Tom, toi, et même elles (surtout elles) sommes réellement de la poussière d'étoiles. De la poussière d'étoiles consciente. Elle est pas belle, la vie ?

D'autant que le père Reeves va plus loin. Dans un de ses livres, le même, il prend le temps de vulgariser l'histoire de l'organisation de la matière, depuis le Big Bang. Il y décrit ce qui se serait passé depuis que le temps existe, selon la théorie de ce fameux Big Bang. Ce n'est qu'une théorie, personne n'affirme quoi que ce soit, ils ne font que supputer avec une conviction démontrable forte. Il explique comment au tout début, la matière va s'agencer sous l'effet des forces nucléaires fortes et faibles, des forces gravitationnelles et des forces électromagnétiques. Des noyaux puis des atomes se forment au sein des étoiles, des molécules se structurent à la surface de certaines planètes. On en arrive à l'organisation de la matière dans sa forme la plus structurée qu'il nous soit donné de connaître pour l'instant :

le bon vieil être humain et en particulier son système nerveux central, communément appelé « cerveau ».

À ce stade de son récit, Reeves nous colle une photo intra-utérine d'un fœtus humain, et annote un texte qui ressemble à ça : sous la directive des brins d'ADN, les atomes agencés en molécules organisent les organes de la vue, de l'ouïe, de la digestion. Les cellules nerveuses s'allongent et se connectent les unes aux autres : l'univers s'apprête à prendre conscience de lui-même…

Résumons : vous, moi, Tom, toi et les autres sommes donc la conscience de l'univers, faite de poussière d'étoiles. Avec ça, qui a besoin d'être la créature d'un dieu pour jouir pleinement de son statut d'être humain ? En voilà une théorie sympathique qui dispense de messes en latin, de genoux usés, de sacrifices humains et autres tracasseries, non ?

Seul petit hic : en termes de proposition sur ce qu'il y a après la mort, cette théorie ne fait pas tellement le poids. Alors que ses principales rivales nous proposent la vie éternelle, entourés de ceux qu'on aime (quand ce n'est pas carrément d'une tripotée de vierges), elle suggère simplement qu'après la mort, pour ce qui est de la conscience du défunt, il n'y a rien, black-out, que dalle. C'est moins glamour, je vous l'accorde.

Mais quand même, putain, de la poussière d'étoiles !

## CHAPITRE 14

# Où la valeur intrinsèque n'attend pas celle du salaire

— Vous avez raison de pleurer, monsieur, il faut que ça sorte. On n'est pas que des hommes, on est des bonshommes, aussi...

Mon pote Christobald a dit ça à un bonhomme de 68 ans qu'il prend en charge pour une douleur thoracique. M. G. ne fait pas à proprement parler un infarctus, mais ça ressemble beaucoup aux préliminaires. La femme de monsieur G. a appelé les secours contre l'avis de son époux parce qu'elle était quand même inquiète de le voir incapable de se lever et de l'entendre dire qu'il avait mal dans la poitrine. (Au risque de me répéter : appelez, quand ça vous fait mal dans la poitrine.) Il faut dire que Mme G. n'a pas vraiment envie de prendre de risque : elle a perdu sept mois plus tôt son fils de 45 ans dans un accident dramatique (est-il besoin de le préciser ?), et considère qu'il ne faut surtout pas qu'une autre charge vienne alourdir son fardeau sous peine d'être écrasée.

Mon pote Christobald, il a eu cette phrase, penché sur M. G. qui lui est à moitié assis dans son lit et évoque la perte de son fils, pendant que Christobald lui installe le brassard à tension autour du bras. (Il a un métier, Christobald.)

— C'était un type formidable, mon fils. Vous l'avez peut-être connu ? Il a travaillé aux urgences aussi…

— Oui, je l'ai connu, lui a répondu Christobald. C'est lui qui m'a appris mon métier et, oui, c'était un type formidable.

Christobald a bien connu son fils. Il travaillait dans mon SAMU avant que je n'y arrive et pendant que Cricri y faisait ses premières armes. Et en effet, il lui a appris son métier.

Mon pote Christobald a su trouver les mots alors que coulait la première larme depuis sept mois sur le visage sec de M. G. Seule, timide et discrète, cette première larme, presque gênée d'être là, comme si elle sentait qu'elle avait été libérée contre la volonté de son propriétaire. Mme G., debout à mes côtés en face du lit où débute ce lâcher des vannes, m'a glissé à l'oreille que son mari n'est plus le même depuis l'accident (est-il besoin de le préciser ?) et qu'il n'en a encore jamais reparlé depuis l'enterrement.

Les quelques mots de Christobald ont eu un effet libérateur sur M. G. et ses glandes lacrymales. Ils ont rendu le droit à M. G. de pleurer son fils. Les larmes qui ont suivi la première sont beaucoup moins timides et discrètes et, surtout, beaucoup moins seules, sur le visage nettement moins sec de M. G. Elles sont pleinement assumées et vécues.

Mon pote Christobald est ambulancier. Il est aussi payé au lance-pierre (mais avec des pierres franchement moins grosses : des petits cailloux), il a une formation en approche psy encore plus nulle que la mienne (déjà nulle, au sens propre), mais il est assez riche d'humanité pour trouver une formule qui prend tout son sens aux oreilles d'un patient en plein deuil.

Christobald, Christophe, Dany, Patrick, Laurent, Karim, Hassen, Pascal, Guillaume, et bien d'autres, il faut les voir jouer et parler pendant une heure avec deux gamins en bas âge dont le petit frère de 6 mois vient de mourir de cette connerie de mort subite du nourrisson pendant que leurs parents sont un tantinet occupés à discuter avec le toubib. Ils se mouillent, se mettent en danger, dans une empathie naturelle et souvent pleine de bon sens, à l'occasion de drames que beaucoup (mieux payés) ne voudraient que fuir en courant…

Bref, Christobald et pas mal de ses collègues m'impressionnent.

## CHAPITRE 15

# Où il est montré qu'avoir comme principe, que le choix, on l'a toujours, peut rendre la vie un peu lourde

— David ?

Je me réveille difficilement :

— … Oui ?

— Tu te souviens quand tu es venu me voir, il y a sept ans pour un avis au sujet du père de ta douce ?

— Oui…

À l'époque, j'avais appelé Benkaid pour lui demander s'il avait cinq minutes à me consacrer pour un souci d'ordre personnel. Benkaid m'avait reçu le lendemain dans son service (à la bourre, quand même, professeur oblige), pendant plus de quarante-cinq minutes. Le père de Camille était alors hospitalisé dans un autre service de réa après un arrêt cardiaque récupéré.

— Pour vous, quelles sont ses chances pour qu'il se réveille un jour, disons... pas trop mal ? fut ma principale question.

Avec un subtil mélange d'empathie et de professionnalisme, Benkaid m'avait répondu que beau-papa n'avait aucune chance de se réveiller sans séquelles très sévères. Nous avions ensuite discuté un moment sur le rôle du soignant dans des cas comme celui-là. On avait évoqué l'accompagnement des « fins de vie » et l'on en était arrivés à la délicate question de l'euthanasie. En repartant, après avoir salué Benkaid, je m'étais arrêté sur le pas de la porte afin de le remercier du temps qu'il m'avait accordé. Le patron m'avait coupé :

— Non. C'est moi qui te remercie pour ta confiance.

... L'euthanasie... Je me mets à douter.

— Je commence à me dire que vous ne m'avez pas fait venir que pour mes beaux yeux.

— À mon avis, tu brûles.

J'ai la pénible sensation que je vais avoir un choix à faire.

Gaston, mon grand-père maternel, était un homme pacifiste, tendance anarchiste et anticléricale. Pour lui, dans la vie, on avait toujours le choix, le choix de réagir ou pas, de résister ou de se soumettre. Sa réflexion portait plus sur les conséquences de nos choix que sur les choix en eux-mêmes. Pour lui, il fallait assumer tous ses actes. C'était un autodidacte, menuisier de formation (sans aucun lien avec Joseph). Sur ses vieux jours, il s'était mis, entre autres, à la marqueterie. Une de ses œuvres, une boîte en bois, avait été réalisée d'après un dessin du *Canard Enchaîné*. La rédaction de cet hebdomadaire se situait à quelques pas du café que Gaston tenait avec son épouse, ce qui leur avait valu quelques soirées plus qu'arrosées en compagnie d'une bonne partie des journalistes, qui, à l'époque, trouvaient l'inspiration dans l'actualité et l'alcool, surtout les jours où l'actualité venait à manquer. Le coup de crayon, simpliste, faisait apparaître un homme barbu, habillé d'une longue toge, brandissant un couteau de boucher, devant un bûcher au sommet duquel siégeait un enfant… En dessous du dessin, un texte éclairait cette scène :

Abraham : « Saignant ou à point ? »

Ça ne fait pas marrer tout le monde, mais ça a l'intérêt d'ouvrir le débat sur la dangerosité de croire aveuglément.

Gaston était aussi un pacifiste qui avait subi et réussi haut la main et le fusil, l'épreuve du feu. Soldat troisième classe (il y en aurait eu une quatrième qu'il aurait signé), il avait été appelé dans la glorieuse armée française pour la petite sauterie de 1939. Le seul gars qu'il avait failli tuer était son supérieur direct. Un gradé alcoolique qui, sobre, manquait déjà sérieusement de bon sens. Enfin c'est ce qui se disait, aucun soldat de sa compagnie ne l'ayant jamais vu à jeun. La plupart du temps (en somme, quand il était bourré), il considérait que la vie d'un homme était bien peu de chose, ce qui lui permettait de balancer à peu près n'importe quel ordre. En état de guerre, on avait le droit (comprendre : le glorieux devoir) de mourir en nombre. Il pouvait donc donner libre cours à son imagination en termes de stratégie militaire. Et de l'imagination, le calva frelaté lui en donnait à gogo. Par un matin brumeux, il ordonne à Gaston de sortir se faire zigouiller en pleine forêt (la formulation de l'ordre n'était peut-être pas précisément celle-là, mais l'idée était bien là). Le grand-père obéit et, trois quarts d'heure plus tard, se retrouve à mettre en joue une silhouette se découpant dans la brume. Pas pressé de descendre un Allemand troisième classe dont le sous-officier devait s'arsouiller au schnaps plutôt qu'au calva, il garde son doigt loin de la détente. Sauf que, voilà, le brouillard se dissipe un tantinet et ce n'est plus un Allemand qu'il pointe avec son fusil, mais son sous-officier, rond comme une queue de pelle, qui depuis le début de la matinée, a déjà envoyé quelques-uns de ses potes à l'abattoir. Son doigt glisse jusqu'à la détente, et, pendant une fraction de seconde, il lui paraît évident qu'il faut le descendre.

Il ne l'a pas fait.

Encore aujourd'hui, personne ne sait ce qui l'a fait changer d'avis : un sursaut d'humanisme ou un simple retour à la réalité. Celle de la cour martiale et de son peloton d'exécution. Pendant ces années sombres, aussi étonnant que ça puisse paraître pour un homme de sa classe (la troisième), Gaston n'a jamais tué personne.

Par une autre magnifique journée de tuerie, fin 1939, alors que la première ligne, c'était lui, il s'est retrouvé nez à nez avec un soldat allemand. Ils se barraient mutuellement la route, et les deux premières lignes n'en faisaient quasiment plus qu'une. Chacun avait son fusil et son regard braqués sur l'autre. Certains miroirs ne trompent pas.

Gaston s'est donc retrouvé en face d'un adversaire. Premier choix : tirer.

Gaston s'est donc retrouvé en face d'un brave gars qui devait sûrement avoir un vrai métier, une femme et des gamins qui l'attendaient et un doute sérieux sur le bien-fondé de sa présence en France. Second choix : lui offrir un coup à boire.

Sans quitter l'autre des yeux, il a lentement relevé le canon de son fusil et tiré un coup en l'air. L'autre, qui avait dû suivre le même raisonnement (mais en allemand), a levé son canon à son tour vers le ciel et a fait feu. Aucun mot n'a été échangé. Les deux premières lignes se sont croisées. Le choix de ne pas tuer, Gaston était prêt à l'assumer au prix de sa propre vie. Personne ne dit que cela devrait être une norme. Ni que, en d'autres circonstances – un miroir moins net par exemple, un jeu de regards plus haineux –, il ne se serait pas empressé d'appuyer sur la détente, la peur au ventre. Il est juste dit que, quel que soit le choix que l'on fasse, cela reste un choix. Tuer plutôt que de mourir, prendre le risque de mourir plutôt que de tuer, ou encore… aider un agonisant à mourir plutôt que de le forcer à vivre sans espoir.

## CHAPITRE 16

# Un détour par New York et Rennes n'éloigne pas forcément de la région parisienne, ou fuir une idée en toute conscience s'avère vain

Benkaid s'est rendormi sans me poser directement la question que je redoute. Je pourrais me lever et me barrer sans avoir à lui répondre. La nuit est bien avancée, ma femme m'attend, et je l'ai déjà veillé de longues heures. J'ai rempli mon contrat d'ancien disciple. Et puis, on ne s'est pas vus depuis des années. Et puis… pourquoi moi ? Je pourrais me lever et me tirer, merde !

J'ai envie de prendre l'air, j'ai besoin d'aller courir… J'ai envie d'être à New York. Parce que le marathon de New York, c'est fait, c'est réglé, c'est torché… Et c'était bon. Incroyablement bon.

On m'avait prévenu, mais je n'y croyais pas trop : « Tu verras, tu te fais porter par la foule, y a une ambiance de dingue, t'as des ailes qui te poussent au cul, etc. » Des conneries ! pensais-je en bon Français. Tu dérouilles pendant quatre heures et puis c'est tout ! Non, ce n'est pas tout. Parce que les Ricains ont une patate communicative et un enthousiasme débordant quand il s'agit d'aller flirter avec ses propres limites. Ce n'est pas qu'ils aiment ça, les Ricains, ils ADORENT ça, le gars qui essaie de se dépasser pendant quarante-deux kilomètres, le self-made man en sueur et en short.

Après deux kilomètres de course, première fanfare : *Gonna fly now*, thème de *Rocky*, l'air sur lequel mes enfants ont pour obligation de courir, les poings en l'air.

Après quatre kilomètres de course : premiers encouragements. Il y a même un dingue qui brandit un panneau en gueulant à tue-tête ce qu'il y a écrit dessus : FINISHING IS YOUR ONLY FUCKIN' OPTION !!!

D'accord, c'est un peu surfait, mais le gars y met tellement de cœur que, en quelques secondes, c'est dans cet esprit-là que je poursuis la course, le sourire aux lèvres.

Après cinq kilomètres de course, premier (et dernier) arrêt pipi… Bah oui, comme tous les novices, j'avais tellement peur de me déshydrater que, pendant les trois heures d'attente avant le départ, j'avais bu comme un con. La première moitié, on s'est freinés avec mon pote Mathieu, en se disant qu'on en gardait sous le pied pour pouvoir accélérer dans la seconde moitié. Mathieu, lui, il en avait effectivement encore sous le pied. Moi, c'était surtout plein les gambettes que j'en avais. J'ai dû ralentir un peu… Mais pas marcher ! Et toujours que du bonheur ! Des « *looking good !* » Mon cul, ouais… Mais ça fait du bien quand même. Des « *you are almost there !* » Ils me prennent pour un con ? Il y a le kilométrage affiché tout le long de la course… ! Mais ça fait plaisir ! Des tapes dans le dos, des gamins qui proposent des bonbons, des autres coureurs qui encouragent et de l'endorphine sécrétée à gogo ! Du délire, je vous dis !

Vers le vingt-septième kilomètre, les coureurs rentrent dans Manhattan par le sud et le Queensborough Bridge. C'est un pont couvert ; il n'y a donc pas de public chaleureux et revivifiant pendant deux kilomètres. Seul face à soi-même (ça aussi c'est relatif, on ne doit pas être loin d'un petit millier à courir sur ce pont). Juste un homme et sa volonté de survivre ! (*Rocky*, toujours, *Eye of the tiger*...) Le public, on ne le voit pas, mais on l'entend, et son grondement se fait de plus en plus présent, alors qu'on avance sur le Queensborough. À la sortie du pont, il faut se taper un demi-tour complet sur la gauche, puis cinquante mètres plus loin un virage à quatre-vingt-dix degrés encore sur la gauche. Du coup, la foule aimante et scandant la victoire des coureurs sur eux-mêmes, on ne la découvre qu'en s'y plongeant à l'extrême fin du pont. Le choc de la rencontre est magistral ! La plupart des coureurs ont l'impression d'être des pompiers new-yorkais, le lendemain du 11-Septembre ! J'ignore pourquoi, mais je me rends bien compte que ces braves gens m'aiment et me le font savoir ! Et moi de me vautrer dans leurs déclarations, en les aimant tout autant en retour.

Je suis ébahi. Au bord des larmes.

Je suis un garçon sensible.

Ça y est, l'arrivée est proche. Les encouragements tempêtent autour de moi. Je tente d'accélérer pour finir sur un sprint. Le message part bien du cerveau, arrive même aux jambes, mais elles rechignent. Elles semblent avoir acquis pendant la course une conscience qui leur est propre, à tendance subversive. Elles remettent en cause la chaîne de commandement. Elles accéléreront quand elles le jugeront utile, et là, visiblement, ça ne leur paraît pas utile du tout, voire complètement con. Je m'en remets à leur jugement et n'insiste pas, craignant une grève totale à cinquante mètres de l'arrivée si le patronat ne lâche pas un peu de lest.

Dernière et énorme décharge d'endorphine sur la ligne d'arrivée que je passe, les bras levés vers le ciel. Je vais pouvoir m'arrêter ! On me colle une couverture en papier d'alu sur le dos et une médaille autour du cou, et sans avoir à aucun moment commandé quoi que ce soit à mes membres, je porte cette médaille à mon visage et l'embrasse à pleine bouche.

J'ai besoin d'aller courir, j'ai envie d'être à New York, et j'ai la dalle. Je me lève et sors de la chambre en prenant soin de ne pas réveiller Benkaid. Je reviens quelques minutes plus tard avec une poignée de galettes bretonnes, gracieusement offertes par une *grassieuse* infirmière. Je les gobe les unes après les autres, le regard dans le vide, regrettant presque d'être un vrai toubib aux yeux de Benkaid, contrairement aux yeux de Colette, ma grand-tante…

Remise en situation : on est dimanche soir, à la fin d'un week-end familial en Bretagne que j'ai prévu d'écourter en me barrant après le déjeuner pour-éviter-les-bouchons-du-dimanche-soir. Dehors, il fait un froid de salopard. Je suis devant l'entrée des urgences de l'hôpital de Rennes avec ma cousine et ma grande-tante Colette qui, selon toute vraisemblance, fait un infarctus. Des infarctus, j'en bouffe deux par jour au petit déjeuner. Je suis bien placé pour savoir qu'il n'est plus question d'écourter quoi que ce soit, d'autant que Colette refuse de sortir de la bagnole.

— Écoute, mon petit chéri, on va attendre que ton oncle rappelle. C'est lui qui m'a toujours soignée… Il a sauvé papi trois fois !

— Oui, mais là, tu dois être en train de faire un infarctus… Et on est juste devant les urgences. Ce ne serait pas mal d'y aller sans attendre, non ?

— Merci, mais non. Je préfère vraiment attendre que ton oncle rappelle.

Et voilà que je retrouve mon éternel statut de petit garçon. C'est vrai qu'il est balèze, mon tonton, mais là, il me gave !

Je sors de la voiture pour prendre l'air en attendant le coup de fil du sauveur. Le ridicule de la situation me saute à la gorge : je me vois, médecin diplômé, thésé, expérimenté, faire le pied de grue devant un service d'urgence avec ma grand-tante bornée en train d'infarcir dans une voiture à deux mètres de là. C'est un peu surréaliste mais, visiblement, mon entourage ne vit pas dans la même dimension que moi. Arrive un neurologue de l'hôpital de Rennes, copain du tonton qui me connaît d'avant ma conception :

— Qu'est-ce que tu fais ici, mon grand ?

— Franchement, je me le demande. Colette est dans la voiture, juste là. Je crois bien qu'elle fait un infarctus, mais elle ne veut pas sortir…

— Un infarctus ! Et ton oncle n'est pas là ?

— Putain, vous allez me lâcher avec mon oncle !

Voilà ce que j'aurais aimé répondre, mais relancer des querelles familiales un dimanche soir, par – 5° C devant les urgences de Rennes, c'est au-dessus de mes forces. À la place, je soupire :

— On attend qu'il nous rappelle…

— Tant mieux, je suis rassuré. Tiens, viens voir, j'ai un cas super intéressant dans le service, je vais te montrer ça, une dissection vertébrale. On n'en voit pas souvent !

Au moins lui, il se rappelle que je me suis, d'une manière ou d'une autre, un jour, intéressé à la médecine.

— Bah, c'est-à-dire qu'il y a Colette, là, qui est toujours dans la voiture et qui doit continuer à infarcir…

— Je comprends, ce n'est pas grave. J'étais content de te voir ! Embrasse ton oncle de ma part quand tu le verras !

C'est ça, on lui dira… Putain, mais ils fument quoi, ici ?

Mon téléphone finit par sonner.

— Tonton ? Euh… Henri ?

— Ouais, j'ai eu ton message. Qu'est-ce qui se passe encore avec maman ?

— Elle fait une douleur thoracique assez typique, constrictive, irradiant dans la mâchoire et dans l'épaule…

— Bah, qu'est-ce que tu fous ? ! Emmène-la aux urgences !

Voilà, voilà…

— Si Son Altesse veut bien se donner la peine de confirmer de vive voix à sa mère qu'il faut effectivement qu'elle sorte de la voiture pour se rendre aux urgences qui se trouvent à vingt mètres, ce serait sympa. Parce que, là, moi je n'ai aucune crédibilité, elle attend tes instructions.

Quelques secondes après, ma grand-tante conclut :

— Bon, ton oncle m'a dit qu'il valait mieux que l'on se rende aux urgences parce que je dois faire un infarctus. Je suis rassurée.

— Et moi donc...

Je prends les devants, double les quelques quinze mètres de queue et glisse quelques mots très professionnels à l'infirmière d'accueil, qui n'a plus le choix que de faire passer rapidement Colette en salle d'examen. Colette se voit donc en quelques minutes installée sur un brancard, déshabillée, électrocardiographiée et se retrouve en présence d'un autre médecin (mais qui est en blouse blanche et qu'elle n'a jamais torché, donc qui est un vrai médecin, celui-là).

Je regarde Colette partir.

— Mais qu'est-ce que tu leur as dit ? me demande ma cousine. En général quand on vient sans tonton, ça dure toujours des heures...

Choisir la voie tracée par son oncle (ou en l'occurrence par son grand-cousin qu'on appelle tonton) n'est pas forcément se rendre service (ni à sa grand-tante). Mais j'ai réussi au moins à éviter la comparaison avec mon père, d'un point de vue professionnel en tout cas. Mon père est dans la finance (version intègre), moi, dans le super-héroïsme (version mal payé). Ah si, au SAMU, on a tout du super-héros quand même. Jugez par vous-même : on lutte contre le mal, on a un habit de lumière, de superbolides et plein de gadgets ultramodernes (des scopes, des capnographes, des respis, des ampoules de drogues magiques, et même des casques de spéléo pour les interventions en milieu difficile). Sincèrement, plus « super-héros » que le SAMU, je ne vois pas (à part peut-être les gars du service après-vente de chez Darty).

En médecine, il n'est pas utile que le père biologique entre dans l'équation, parce qu'un des passages quasi obligés pour le jeune étudiant est de se trouver un médecin plus âgé qui tiendra lieu de figure paternelle (ou maternelle, c'est selon). On y apprend son métier par une transmission socratique du savoir. Au détail près que si l'on soupçonne Socrate d'avoir couché avec Platon,

Benkaid n'a jamais rien tenté avec moi. Vu son état actuel, il est certain qu'il ne tentera pas sa chance cette nuit… Bref, Benkaid confirme ce soir à mes yeux le rôle de modèle qu'il a joué, et qu'il joue toujours.

— David ?

— J'espérais que vous dormiez.

— Non, j'attends que tu te décides.

— …

— David ?

— Vous êtes marrant, vous. Je veux bien aider quelqu'un à mourir, je l'ai déjà fait, et je sais que je ne suis pas le seul dans cette pièce, mais pas avant d'avoir éliminé toutes les options qui avaient une chance de lui rendre une qualité de vie acceptable.

Le problème est là, dans l'appréciation de ce qui est acceptable. Il n'y a pas de normes universelles, il n'y a que des cas individuels, et Benkaid est du genre à mettre la barre très haut.

— Acceptable ?

— Je sais. Mais, dans votre cas, c'est relativement simple. Ça passe ou ça casse, il n'y aura pas de demi-mesure et vous le savez. Alors qu'est-ce qui vous retient de tenter le ballon de contre-pulsion en attendant la greffe ou le cœur artificiel ?

Ballon de contre-pulsion : c'est l'assistance circulatoire de tout à l'heure. On monte, en passant par les artères du pli de l'aine, un ballon (genre baudruche en taille XXS, hein, pas genre cuir et signé Zizou) qui va se loger à la sortie du cœur. Ce ballon est relié à une grosse machine, dont personne ne comprend vraiment toutes les alarmes et les réglages, mais qui ne marche pas trop mal quand même. Il se dégonfle quand le cœur expulse le sang. Ce faisant, il a un rôle aspiratif facilitant le travail d'expulsion de la pompe cardiaque, et laisse passer le volume de sang expulsé du cœur dans l'aorte (le gros vaisseau à la sortie du cœur). Puis il se gonfle quand le cœur se ferme pour se remplir (il se remplit par l'autre côté, le cœur, pas con.) Il a ainsi un rôle de pompe qui continue de propulser le volume de sang fraîchement expulsé du cœur et qui vient de le dépasser. C'est futé, hein ? Mais c'est forcément une solution temporaire, parce que la machine qui ressemble à R2D2, qui fait autant de bruit que lui, et à laquelle est relié notre petit ballon magique, et donc le patient, complique sérieusement la vie sociale.

— Hein ? Qu'est-ce que vous en dites ? Le ballon de contre-pulsion, c'est...

— Risqué.

— Bien sûr, mais moins que l'euthanasie, quand même.

— ...

— ...

— Tu sais, David, finalement c'est pas tellement moi que tu dois convaincre. Ils vont tous avoir une trouille bleue que je leur claque entre les doigts à la pose du ballon. Ils préféreraient que je cane tout seul dans mon lit et, à ce petit jeu-là, on peut en avoir pour des mois.

— Si j'arrive à les convaincre, vous acceptez de tenter le coup ?

— ...

— ...

— Oui. On commence par l'assistance circulatoire et on en recause si je survis.

Je sors chercher Tarik qui est de garde cette nuit. Au terme d'une discussion grêlée de lourds silences, nous convenons que, si on veut lui donner une chance, il va falloir lui coller cette fameuse assistance, et que pour qu'il ne meure pas ce faisant, c'est maintenant qu'il faut le faire. On réveille les cardiologues (ce sont eux qui font le mieux semblant de comprendre R2D2). Ils ne sont pas emballés d'être ceux qui resteront dans les annales comme les tueurs du professeur Benkaid. Du coup, ils négocient et tentent de refiler le bébé à l'équipe du lendemain.

— Quitte à plier le patron, on ne pourrait pas faire ça en plein jour, genre demain matin ?

— Si, on pourrait. D'ailleurs si on veut être sûrs de le plier, il vaudrait mieux attendre demain matin, mais si on veut lui donner une chance de survivre à votre plomberie, c'est maintenant, les loulous.

— OK, montez-le dans une heure…

Le visage de Tarik s'est refermé, il réfléchit intensément. Un remords d'envoyer son patron à une mort quasi certaine ?

— David, on appelle qui ? Martine ou sa femme ?

## CHAPITRE 17

# Le lien des hommes

Mon autre grand-père (j'en avais deux, je suis comme ça moi, un original) a aussi connu la guerre, mais de façon différente. Il a été déporté sur la fin, pendant un an. Onze mois précisément, à Auschwitz, puis Buckenwald, pour cause qu'il était juif et que ça se voyait pas mal.

Officier de l'armée française, tombé au champ d'horreur en 1939, traversé de part en part par une balle allemande, il pensait qu'il ne risquait rien, que les rafales d'hier lui éviteraient les rafles du moment. Il pensait... Au cas où, il avait quand même fait partir sa femme et ses deux fils en zone libre. Pendant l'Occupation, il habitait à Paris avec sa mère et ses trois petites sœurs (son père étant mort assez jeune de maladies douteuses). Ses trois petites sœurs avaient un caractère et une beauté farouchement typés. Tous les week-ends, elles planquaient leurs étoiles jaunes et descendaient les Champs-Élysées, l'une en bleu, l'autre en blanc et la dernière en rouge.

Ils avaient été tous les quatre élevés par cette maman arrivée à 18 ans à Paris, en droite ligne de Salonique, pour épouser un autre Juif de Salonique. Du coup, ce grand-père-là parlait couramment le ladino ou le judéo-espagnol (version parlée du ladino, considéré comme une langue écrite et rabbinique), parce que sa mère venait, certes de Salonique, situé encore en Turquie à l'époque (en Grèce aujourd'hui), tandis que ses parents à elle venaient plutôt d'Espagne... Bref, le bassin méditerranéen se lisait sur le visage de mon grand-père. Nico de son prénom, comme le titre d'un des tout premiers films de Steven Seagal qu'il adorait. Il assumait et moi aussi (moins, mais quand même). Je le soupçonne d'avoir toujours rêvé d'une carrure imposante, mais plusieurs dizaines de centimètres perdus en raison d'un rachitisme dans l'enfance le séparaient du mètre quatre-vingts. Quand Nico parlait de sa mère, du haut de ses 80 ans, il avait systématiquement les larmes aux yeux. Elle vivait de la vente de bonneterie sur les marchés. Gants, bonnets, écharpes et autres laines chaudes nourrissaient et accessoirement réchauffaient ses quatre rejetons. Elle faisait régulièrement les marchés de la côte normande, ce qui les amenait au bord de la mer à Trouville et donc, à proximité du casino… Et l'arrière-grand-mère, surnommée le Dragon pour son caractère tempéré, ne savait pas se tenir à l'écart de ce genre de lieu. Les années passaient, sans qu'Esterina (car tel était le doux prénom du Dragon) se guérisse de sa passion pour la roulette et les bandits manchots. Si bien qu'une fois ses enfants devenus adultes, quand elle se retrouvait avec une dette de jeu de vingt mille anciens francs (trente euros), elle venait tout naturellement demander à son fils un chèque pour éponger sa créance. Mon grand-père s'exécutait sans même tenter la moindre remontrance. Une mère, on n'en a qu'une. Une mère juive, on est bien content de n'en avoir qu'une. D'ailleurs, quand on le lui disait, elle le prenait comme un compliment. Du coup, ça en devenait un. (C'est de l'humour juif.) Elle allait ensuite frapper à la porte de sa fille Odette, qui à son tour s'exécutait sourire aux lèvres. Le lendemain, Esterina retournait au casino, la tête haute, effaçait sa petite malchance, et rejouait royalement vingt mille nouveaux anciens francs, sous les applaudissements des jeunes croupiers.

Cinquante ans après, son petit-fils (mon père) est passé titiller le tapis vert au casino de Trouville. En donnant son nom au vieux croupier qui l'accueillait, il a vu son regard rajeunir de plusieurs décennies :

— Vous êtes de la famille d'Esterina ?

— Euh, oui, c'était ma grand-mère.

— Vous êtes le petit-fils d'Esterina ?

— Oui...

— Paul, Raoul ! Venez voir, il y a le petit-fils d'Esterina qui vient piller le casino !

Revenons à juin 1944, où Nico apprit donc qu'être ancien officier et s'être fait trouer la peau pour son pays ne suffisait pas à rendre la patrie reconnaissante. Un soir, alors qu'il entrait dans l'immeuble qu'il habitait avec sa mère et ses sœurs, des officiers de la police française lui imposèrent de les suivre pour une petite virée.

— Vous voyez ? ! s'est-il alors mis à hurler à la concierge. On m'arrête ! On m'arrête !

Aux yeux des officiers, c'était un cri de détresse manquant franchement de virilité. La concierge se précipita au premier pour avertir le reste de la smala, et l'inviter à venir se cacher dans la loge.

Au travers du rideau de la loge, Esterina assista au départ de son fils, encadré par les forces de l'ordre. Et elle dit à ses filles et à la concierge : « S'il se retourne avant de disparaître, il reviendra. » Nico s'est retourné. Et il est revenu. Onze mois plus tard, avec 30 kg en moins et tatoué sur le bras : B3727.

Depuis, à chaque fois que ma sœur et moi, nous repartions de chez lui, il ne pouvait s'empêcher de nous regarder nous éloigner, et nous, de nous retourner afin de le saluer une dernière fois avant de disparaître de sa vue.

Les brancardiers de Benkaid arrivent, émus de brancarder le patron… C'est Tarik qui va les accompagner jusqu'en cardiologie. Je suis debout dans un coin de la pièce.

— Je vous attends là.

— N'attends pas trop longtemps…

Je le regarde partir et ne pense qu'à une chose : qu'il se retourne. Il ne le fait pas. La porte se referme.

Une phrase que je lance de temps en temps en SMUR pour détendre un peu l'atmosphère au retour d'interventions foireuses, me revient, comme un réflexe : « Il vaut mieux que ça arrive aux autres qu'à nous ! » (Ça ne détend pas toujours tout le monde…) J'ai un peu l'impression que c'est à nous que ça arrive, aujourd'hui…

Un après-midi, chez ce même grand-père, je feuilletais un livre sur la Seconde Guerre mondiale. Ce livre avait la particularité de ne présenter que des témoignages. Des rescapés racontaient leur déportation, des résistants leurs actions, des soldats leurs combats, et ainsi de suite. De belles illustrations achevaient d'émouvoir le lecteur. Ce livre lui avait été offert par l'un de ses camarades de déportation, le petit Maurice, un survivant qui, lui aussi, avait bien niqué les fous en engendrant enfants et petits-enfants. Sur la page de garde, il avait griffonné : « À toi Nico, pour qu'on n'oublie jamais. » Signé : B3476. Le petit Maurice, déporté à Auschwitz à 18 ans pour faits de résistance plutôt que pour délit de sale gueule, avait été adopté par Nico et quatre autres codétenus. Leur association leur avait permis de survivre.

À l'enterrement de mon grand-père, alors que nous étions encore au cimetière, mon père, en me montrant un papi resté à l'écart, plutôt petit et chétif, me demande si je le connais. Non, je ne le connais pas.

— C'est le petit Maurice.

Je m'approche de lui, lui dit bonjour et lui demande si c'est bien lui le petit Maurice. Sourire et larmes apparaissent en même temps sur son visage.

— Ça fait longtemps que l'on ne m'a pas appelé comme ça, fiston.

— Je suis le petit-fils de Nico, il m'a souvent parlé de vous. Ça me fait plaisir de vous rencontrer...

— Et moi donc, fils ! Et moi donc. Tu sais qu'on était les derniers avec Nico ? Maintenant, il n'y a plus que moi. En première ligne...

Le petit Maurice était lié à Nico par un passé d'une rare intensité, qui l'a grandement défini dans ce qu'il est devenu, au retour des camps et pour le reste de ses jours. L'émotion du petit Maurice, ce jour-là, mélangeait la tristesse de perdre un être cher aux côtés duquel il était devenu un autre homme, et la joie de revivre par procuration les liens qui le soudaient à lui. Alors, certes, moi, on n'a jamais essayé de m'affamer, je n'ai pas perdu 30 kg en un an, on n'a pas cherché à trucider ma famille (de mon vivant en tout cas), et je ne dois pas non plus la survie à mon stage d'externe en réa, à la protection de Benkaid (quoique...). Le parallèle qui arrive trouve là ses limites, mais je réalise aujourd'hui que j'ai dû être « le petit David » de quelqu'un. Le sentiment qui m'étreint, alors que Benkaid est en route vers ses bourreaux cardiologues, m'évoque les larmes du petit Maurice.

# CHAPITRE 18

## Où l'on apprend à se méfier des fruits de mer en barquette… Entre autres

Coup d'œil à l'horloge au mur. Une heure et demie du mat. Encore une nuit à l'hôpital, qui m'en rappelle une autre.

C'était il y a un an. Même heure. Je dors depuis trente minutes dans une chambre dont la porte donne sur la salle de régulation du SAMU. Disons plutôt que je somnole depuis trente minutes puisque la salle de régulation est l'endroit où arrivent tous les appels au 15 de la région. Ça sonne souvent, même à 1 h 30. Et ça décroche et ça cause, voire ça hurle, à chaque fois que ça sonne. Je suis de garde. Nous sommes deux médecins à nous répartir la nuit de régulation. Notre rôle consiste à prendre les appels que la première ligne a jugés relevant potentiellement d'une urgence vitale et nécessitant notre avis pour adapter les secours à envoyer. Oui, les secours, on n'en dispose pas en stocks illimités, du coup, on cherche à adapter la meilleure réponse possible, afin de ne pas se retrouver à poil en cas de catastrophe. Deux autres médecins sont de garde sur les équipes SMUR : l'outil réanimatoire du médecin régulateur. Je somnole donc d'un œil quand le téléphone sonne dans ma chambrette. En général, quand ce n'est plus à moi de réguler et que mon téléphone sonne, c'est que mon collègue a déjà foutu les deux équipes SMUR dehors et qu'il a besoin d'une troisième équipe. En l'occurrence, ce sera moi... Et le collègue qui régule, il doit commencer à se sentir à poil. Je décroche. On me dit qu'on va me passer une régulation. Après un effort mental difficile à ce stade de mon réveil, je passe de l'état de : « Je vais sortir en intervention » à celui de : « Non, le collègue doit juste être en train de réguler et voilà-t'y pas qu'un autre appel urgent arrive en même temps, qu'il me faut réguler à sa place. » Pas de problème.

— Bonjour, qu'est-ce qui vous arrive... bonjour, de quoi s'agit-il ?

En une vingtaine de secondes, un type, visiblement un professionnel, m'explique qu'il vient d'assister à un accident de la route, dans lequel une voiture avec quatre jeunes hommes à l'intérieur a refusé une priorité à un camion. Mauvaise idée. La voiture s'est donc pris le camion de plein fouet, et à l'intérieur, les quatre jeunes sont incarcérés (la voiture s'est repliée sur eux, ils sont comme qui dirait québlo mais en plus grave). Et l'un d'entre eux est selon toute vraisemblance déjà mort. Je remercie (vraiment, c'est super, j'adore ce que vous faites) et lui dis que les secours sont en route. Puis je vérifie auprès des pompiers, qui sont également en ligne, qu'ils ont bien envoyé un véhicule de désincarcération (un gros camion avec des grosses pinces hydrauliques et du personnel qualifié), ainsi que quatre VSAV (quatre ambulances « pompières », avec secouristes et matériel idoine à bord). Après quoi, je demande à la PARM (permanence d'aide à la régulation médicale, la première ligne du 15), également toujours en ligne, d'envoyer une équipe SMUR de Tartempion, autre hôpital à proximité de l'accident, et une équipe SMUR de chez nous, parce que là, il va falloir au moins deux équipes. Le plus amusant dans cette histoire (déjà hilarante comme vous l'aurez sûrement noté), c'est que je pense pouvoir me rendormir après.

— Euh, en fait, comme équipe dispo, dans la région, il n'y a plus que toi… Tartempion est sur un jeune avec une plaie par arme blanche au thorax ; Boris (le médecin de la première équipe SMUR de chez nous) est sur un infarctus de 46 ans et Vincent (un bon copain, en pleine gastro-entérite, représentant fièrement l'autre équipe SMUR locale) vient de partir sur une mamie de 82 ans qui fait un malaise bizarre.

— J'arrive…

Je m'habille et finis de me réveiller complètement en moins d'une minute puis sors dans la salle de régulation.

— Bon, je me déclenche (ça ne fait pas mal) sur l'AVP (accident de la voie publique, toujours), vois avec Cédric (mon collègue qui est toujours en train de réguler un appel, à partir de sa chambre, cette feignasse) si on peut dérouter Vincent sur c't'affaire. Florence (l'infirmière qui est censée aider à la régulation), tu quittes ton poste et tu viens avec moi.

Et là, Cédric, il va se sentir vraiment à poil (cette feignasse). Il faut dire que si on n'embarque pas Floflo avec nous, on va se sentir bien seuls, en face de trois blessés graves, avec Francis, l'ambulancier SMUR... Et puis Flo, c'est un peu l'infirmière la plus expérimentée de la boutique. Elle cause beaucoup trop, mais sur les inters, c'est un véritable bulldozer... Une fois qu'elle est lancée, plus rien ne l'arrête, qu'il fasse nuit, qu'il fasse froid, qu'il pleuve ou qu'il vente, que les blessés soient dans des endroits quasiment inatteignables, elle s'en fout, elle fonce. Et ça tombe bien parce que là, il fait nuit, il fait froid, il pleut, il vente, il y a au moins trois blessés graves incarcérés dans une bagnole, et on est partis pour être seuls. Enfin, comme seule équipe de réanimation, parce que sinon, du monde, il va y en avoir : des pompiers dans chaque VSAV, des mecs de la DDE pour la signalisation, encore des pompiers pour la désincar, des flics parce qu'ils ont vu de la lumière, des badauds, des blessés, et bien sûr, des morts. Bref, une vraie auberge espagnole !

Une dizaine de minutes plus tard, sur la route, on répartit les tâches :

— Francis, tu prendras le scope, Florence, toi et moi, on sort chacun un sac ventil et un sac abord veineux. Ensuite, on ne touche à personne tant qu'on n'a pas fait le tour de toutes les victimes.

Voilà le cœur du problème quand le nombre de patients graves dépasse la capacité des moyens médicaux disponibles. La seule solution – logique mais plutôt inhumaine – qu'on ait trouvée jusqu'à ce jour, c'est de faire un tri. Le toubib met en *stand-by* le peu de sensibilité qui lui reste, fait le tour des victimes et les catégorise :

Pas de bobo : ça dégage.

Bobo pas grave : urgence relative.

Bobo très grave : urgence absolue.

Bobo trop grave : urgence dépassée (on laisse tomber).

Bobo qui a entraîné la mort, là, c'est carrément plus la même discipline.

Dans les cas où le nombre de victimes reste tout de même limité, comme par ce beau matin hivernal, on va s'efforcer de trouver un ordre logique dans les actions. Par qui on commence, par où on l'attrape, où est-ce qu'on le pose, qu'est-ce qu'on en fout ? Tout ça, tout ça… Coup de bol, quand on arrive sur le massacre, je distingue un véhicule de chez nous, déjà mêlé aux autres. Mon pote Vincent a donc bien été détourné et il est déjà sur place ! C'est lui qui a dû se prendre la tête pour établir l'ordre susdécrit. On descend de la voiture ; enfin, Francis arrête la voiture, puis nous descendons (de l'ordre dans les actions, on vous a dit) et enfin on sort le matériel. Je m'approche de mon pote. Curieusement, il a l'air occupé. Ses fesses dépassent d'une bâche que tiennent quatre vaillants sapeurs-pompiers au-dessus de ce qui reste de l'épave pendant que d'autres, non moins vaillants, s'évertuent dessous à décapoter la bagnole à l'aide de grosses cisailles hydrauliques. Dans la continuité des fesses de Vincent se trouve le reste de son corps, qui est en train de s'affairer sur ce qui avait dû être le conducteur. Je soulève la bâche pour voir ce qui s'y trame et causer à mon Vincent... Pendant une seconde, je regrette... Des mecs en vrac, j'en avais déjà vu. Et déjà, un seul sur la chaussée ce n'est pas ragoûtant, mais trois mecs mélangés avec des restes de voiture, c'est moche. Moche et étrange : on dirait que la voiture a cherché, en vain, à se transformer en réveille-matin. Je me rassemble et m'adresse à mon collègue de copain :

— Ça va mieux, ta gastro ?

— Ah, t'es là, toi ?

— J'peux repartir si tu veux.

— Bof...

— T'en es où ?

— Bah, le passager avant et le passager arrière sont morts, le conducteur respire, mais c'est à peu près tout ce qu'il arrive à faire. Et encore, ce n'est pas parti pour durer. Il a un pneumothorax (de l'air entre le poumon et la paroi thoracique, qui n'a rien à foutre là, et qui comprime le poumon) que je me tue à essayer de drainer, et on ne pourra pas le sortir de là avant encore un quart d'heure. On a pu en sortir un autre vivant. Il est installé dans le VSAV, là… Il y a Charlotte avec lui.

— Tu veux aller dans le VSAV avec l'autre survivant, pendant que je m'occupe du conducteur ?

(Je suis un garçon attentionné.)

— Écoute, non. Ça fait bien quarante-cinq minutes que je n'ai pas eu de diarrhée. Je me sens assez en forme, là… Non, vas-y, toi.

(Vincent a sa fierté et ses antidiarrhéiques.)

Nous nous dirigeons donc avec Florence vers le VSAV dans lequel Charlotte veille sur l'autre survivant de la nuit. Externe en quatrième année de médecine, Charlotte est là, à gérer un polytraumatisé grave, dans un local extrêmement réduit. On peut supputer qu'elle a dû se faire pipi dessus.

Florence et moi nous laissons surprendre par un bien étrange spectacle en ouvrant la porte du véhicule. Charlotte et deux pompiers totalement inertes contemplent la pauvre victime, toujours vêtue de ses frusques, et qui gesticule sur le brancard, de façon tout à fait contraire aux lois de l'anatomie. Le garçon s'est créé quatre nouvelles articulations. Les deux fémurs ainsi que les deux humérus sont fracturés. Et comme il n'est pas complètement inconscient, il bouge. La tecktonik n'étant pas encore devenue un phénomène planétaire, ça ne ressemble vraiment à rien.

— Bon, monsieur le pompier, tu lui mets une minerve et tu lui découpes toutes les frusques du haut, moi, je coupe celles du bas, pendant que ton collègue nous aide à contenir les quatre membres. Je veux voir Dancing King à poil ! Florence, tu prépares deux voies veineuses et tu me fais signe dès que tu en as une… Ah ? T'en as déjà une ? OK ! Charlotte… Charlotte ? Oh, Charlotte ! Ça va comme tu veux ? Tu reviens parmi nous ? Voilà, tu es sympa : tu prépares les drogues pour l'endormir et de quoi l'intuber. Merci.

Bref, la machine du secours à la personne est lancée. Chacun a un truc à faire et tout le monde est content. Sauf peut-être le patient…

Bilan des courses : celui qui était dans le VSAV est le seul à être arrivé vivant à l'hôpital. Youpi.

Il est mort dix jours plus tard. Encore youpi.

Il y en avait un cinquième qui avait été éjecté si loin de la voiture qu'il n'a été découvert par les gendarmes qu'une fois tous les secours partis. Youpi.

Le chauffeur du camion ne roulait pas vite, n'avait rien bu et n'avait enfreint aucune règle de sécurité routière. Pourtant, il devra vivre avec la mort de cinq djeuns sur la conscience. Espérons que sa femme a de la libido pour deux.

Après enquête, les moules en barquette de l'hôpital ont été désignées comme responsables de la gastro de Vincent.

# CHAPITRE 19

## Où il est question d'un autre patient amoché, mais où la fin est plus joyeuse (enfin, c'est relatif...)

Carine l'infirmière, Christian l'ambulancier, et moi-même, toujours toubib, partons chez un type qui se serait tiré une balle dans la tête, de son plein gré. Pourquoi ? Aucune idée, mais nous n'allons pas tarder à le savoir puisqu'il parle encore. On s'attend un peu à tout en poussant la porte restée entrouverte... Et on fait bien. Le type est assis dans son fauteuil, un pistolet à plomb dans la main, la tempe gauche qui saigne modérément et surtout l'œil gauche qui ne demande qu'à s'échapper de son orbite visiblement devenue trop petite pour lui et l'hématome qui pousse sans doute derrière. Bref, si quelque chose d'intelligent n'est pas fait rapidement, l'œil en question – qui a déjà bien entamé son chemin vers la liberté – va finir par tomber sur les pompes du suicidé. J'examine rapido le dépressif et conclus que le problème principal ne réside miraculeusement que dans son œil. Je demande à Carine de lui poser une voie veineuse et d'évaluer sa douleur. Pour cela, on demande au quidam de donner une note de 0 à 10 (comme à *L'École des fans*) à la douleur qu'il ressent. On l'aide un peu, en lui expliquant ce que l'on attend de lui. Ce n'est pas une tâche évidente, il faut l'aider à comprendre ce que l'on veut sans l'influencer sur la note. D'habitude, je me contente de préciser que 0 correspond à l'absence totale de douleur et 10 à la pire que l'on puisse imaginer. Je finis en expliquant que l'on n'attend de lui qu'une idée, même grossière, pour qu'on mette en route un traitement adapté. Carine, elle, elle aime bien faire dans la métaphore.

— Est-ce que vous avez mal, monsieur ?

— Oui.

(Sans déconner ?)

— Qu'est-ce qui vous fait mal, monsieur ?

— La tête.

(Naaaan ?)

— Monsieur, je vais vous demander d'évaluer la douleur que vous ressentez. Il va falloir lui donner une note de 0 à 10 (jusque-là, tout va bien). 0, c'est l'absence de douleur (parfait) et 10, c'est la pire douleur que vous puissiez imaginer (nickel) comme si on vous arrachait un œi... Euh... (Là, je croise le regard de Christian, qui, comme moi, est partagé entre la stupeur et le fou rire.) Euh... un bras... ?

Éclats de rire camouflés en quintes de toux, et larmes qui nous montent aux yeux. Carine se retourne vers nous avec une expression stoïque sur le visage du genre : « Pas de souci, je suis une professionnelle, je gère parfaitement la situation, vous êtes vraiment trop cons, les mecs. »

Réponse calme et sourire aux lèvres du nouveau borgne, plein d'humour :

— Bah, alors 10, je crois...

Francs éclats de rire, de Christian et moi, et sourire contenu de Carine qui confirme que nous ne faisons pas un métier facile, mais qu'on se fend bien la gueule.

## CHAPITRE 20

# Proposition de sujet pour les futurs thésards

Je cligne des yeux et me redresse dans mon fauteuil pour sortir de ma torpeur. Un instant, j'ai cru voir les draps bouger dans le lit vide de Benkaid. Une sorte d'hallucination…

Au cours de ma bonne décennie d'études médicales, j'ai été amené à étudier (de façon succincte) la noble discipline qu'est la psychiatrie. Certains malades relativement graves rentrent dans la sous-famille, relativement haute en couleur, des psychotiques. Ces gens souffrent… de psychoses. Jusque-là, c'est limpide. La psychose est une pathologie caractérisée par des épisodes psychotiques. Ces épisodes – qui peuvent être brefs, comme extrêmement prolongés – se traduisent par une sorte de déconnexion de la réalité. Grosso merdo, le patient pète un plomb et est victime de délires et d'hallucinations. Il croit voir, sentir, entendre, toucher, goûter des choses qui n'existent pas. Ou plus exactement, il en est sûr. Sa réalité à lui n'a pas grand-chose à voir avec la vôtre ou la mienne (surtout la vôtre, mais je me surveille). Il perçoit et traite donc des infos qui n'existent pas.

La grande difficulté est de savoir que c'est le psychotique qui l'est, psychotique, et pas le soignant. Si, si, en faisant un effort, on peut imaginer que les étoiles lui parlent vraiment, mais que le commun des mortels n'entend pas ces fréquences-là. En revanche, quand il affirme qu'il a quatre bras, ou qu'au moment où il parle, il vole au-dessus du Kilimandjaro, là, quand même, je déclare forfait. Heureusement, il existe des médicaments qui vont calmer quelques neurotransmissions dans sa boîte crânienne et qui le conduiront à atterrir de nouveau dans la réalité. Ces médicaments, ce sont les… (roulements de tambour)… neuroleptiques ! Certains ont des propriétés antidélirantes plus affirmées que d'autres. L'Haldol en est un. Non content de percevoir l'irréel, le psychotique construit souvent un délire autour de sa perception.

Celui-ci peut être parfaitement structuré et logique. Le patient raisonne normalement, mais à partir de données irréelles. Ce qui n'est que le fruit de désordres neuro-psy est pour lui parole d'Évangile.

Parole d'Évangile... En voilà une expression rigolote. Elle qualifie ce qui ne peut être discuté, l'évidence. Quelque chose de certain, bien que pas forcément explicable. On a même tendance à user de cette expression empruntée à la religion, pour décrire une fausse conviction : « Ce con prend tout ce que Sarko dit pour parole d'Évangile ! », par exemple. Et voilà-t'y pas que l'on voit un certain parallélisme entre le psychotique au délire bien systématisé et construit, et le religieux. Qu'adviendrait-il si l'on mettait la moitié des sœurs d'un couvent sous Haldol pendant que l'autre moitié prendrait un placebo ? Parce que, à bien y regarder, c'est binaire. Elles ont raison ou elles ont tort. Prenons une jeune femme qui a fait vœux de chasteté et de pauvreté et qui va passer sa vie enfermée à prier un dieu : soit elle a raison, nous allons bien retrouver les êtres que nous aimons dans les nuages quand nous serons morts, et il existe un Dieu qui a décidé de créer l'univers, la terre, la vie et dont le fils qu'il a eu avec une vierge est mort puis ressuscité, soit elle se goure et elle est psychotique.

En voilà un beau sujet de thèse : l'effet de l'Haldol sur la fréquentation des couvents.

# CHAPITRE 21

## Isoké-ké

Ding. Sortie équipe 2 pour un enfant de 7 ans coincé sous un bus. Pas plus d'informations… Ding.

Alors que je viens de fermer la porte des toilettes, voilà ce que j'entends dans le haut-parleur de nos beaux locaux presque pas en friche du SAMU. Puis mon bip sonne. Vous l'aurez compris : l'équipe 2, aujourd'hui, j'en suis. La porte ouverte, ma petite polaire bleu ciel foncé (pour ne pas dire bleu marine) enfilée, je rejoins le reste de l'équipe 2 auprès de notre véhicule. C'est curieux, là, personne ne fait de vanne à la con, pas un p'tit : « Tu connais l'histoire de Mongolito qui a pris le bus… dans la gueule ? » Ou un : « T'es sûr que les tiens sont à l'école ? » On les fera au retour. On sait être sérieux aussi. Surtout quand on n'a que cinq minutes pour gérer son stress et se préparer à différents scénarios : Arrêt cardiaque à 7 ans post-traumatique ? Victime inatteignable ? Bus renversé ? Victime qui s'est fait rouler dessus ? Victime en plusieurs morceaux ? Plusieurs victimes ? Pourtant, deux constantes : enfant de 7 ans potentiellement très mal en point, et public présent. Oui, en fait, les blagues, on les fera plus tard.

On est à peine sortis du véhicule que nos antennes perçoivent une atmosphère moins angoissante que ce que les pires versions imaginées de l'accident auraient dû créer. On passe d'alerte écarlate à alerte rouge. Pamela (Boum Boum pour les intimes) sort les sacs avec François pendant que je m'approche encore plus du point central du drame : le bus est sur ses trente-deux roues, l'enfant est couché dessous, il pleure et semble n'avoir que son pied coincé sous le pneu. On continue à rétrograder et on passe à alerte orange.

— Bonjour, bonhomme, je suis le médecin, tu m'entends ? As-tu mal quelque part ?

— Maille foutturts !

— Pardon ?

— My footurts ! *My foot hurts !*

— Ton foot hurts ? (OK, il ne parle que l'anglais et avec un accent nigérian à couper au couteau !) *What's your name ?*

— *Tony.*

— *Hi, I'm David.*

Jusque-là, tout va bien. Je me détends encore un peu et passe en alerte jaune.

Je m'adresse alors à Pamela, qui, elle, ne parle pas deux mots d'anglais et pas un de nigérian, et qui vient de me rejoindre auprès de Tony avec, entre autres, la bouteille de Kalinox, un gaz anti-douleur qui a tendance à faire délirer et rigoler.

— Il s'appelle Tony. Il ne parle que l'anglais, et a priori il n'a que le pied de coincé.

Je crois que le côté anglophone de la situation la bloque en alerte rouge. Elle se met à hurler à Tony :

— *IT'S OKAAAAAYYY, TONY, IT'S OKAYYYYY !*

— Tu t'es servie du Kalinox avant de sortir de la bagnole ou quoi ?

Réalisant l'impression qu'elle a faite avec son « *IT'S OKAYYYY !* » complètement inadapté, elle éclate de rire, me rejoint en alerte jaune, puis me répond :

— *Where is my umbrella ?*

Je pouffe de rire à mon tour. Ça y est, les vannes reviennent, on va pouvoir se mettre au boulot. On finit d'examiner et de rassurer Tony, toujours sous le bus, avec des « *It's okay* » un peu moins violents que les premiers. Son pied est juste bloqué sous le pneu, et n'est vraisemblablement même pas cassé. On lui administre un peu de Kalinox, et je me retourne vers les pompiers sur ma gauche, qui sont en train d'installer un système de levier hydraulique et de cales en bois afin de soulever le véhicule (genre bus de transport public à rallonge articulé).

— Vous en avez encore pour combien de temps ?

— Plus que quinze minutes, doc, et on pourra le sortir.

— Sinon, il y a plus simple, on pourrait juste reculer le bus de 5 cm et son pied serait débloqué. Il commence un peu à en avoir marre, Tony, là-dessous, pas vrai Pam ?

— *Is Bryan in the kitchen ?*

On a définitivement perdu Pamela…

Le pompier semble contrarié que l'on envisage de lui faire ranger ses jouets (c'est vrai qu'ils sont beaux ; moi aussi, ça me plairait bien de voir le gros ballon en cuir se gonfler et soulever le gros bus, mais Tony aimerait bien sortir de là-dessous quand même), et me répond qu'il faut voir ça avec le chauffeur, mais que dans douze minutes à peine on sera opérationnels, doc ! Le chauffeur me confie qu'il ne se sent pas vraiment de déplacer le bus avec le gamin dessous. Après la frayeur qu'il vient d'avoir, son argument me paraît légitime.

Je retourne voir le pompier qui gère l'équipe des gonfleurs. Il me regarde, l'air inquiet mais prêt à obtempérer même s'il faut abandonner l'opération « ballon sauveur » pour le bien du petit Tony. J'attends quelques secondes en le fixant d'un air réfléchi et lui dis :

— OK, Bob, on continue avec le plan A. À ton signal, vous me faites sauter le bus et nous, on sort Tony pour l'allonger sur le brancard. C'est reçu ?

— Reçu !

Bob, avec un grand sourire, retourne vers ses gars et leur ballon. Je suis moi-même plutôt content d'annoncer à Tony, qui ne pleure plus, tellement il est concentré à essayer de comprendre ce que Pamela veut dire par « isoké-isoké », que l'on va soulever ce gros bus afin de le sortir de cette mauvaise passe. Dix minutes d'attente et de Kalinox plus tard, Bob donne le signal. Le véhicule se soulève devant les yeux médusés des passants, nous sortons Tony et l'allongeons sur le brancard. Le pied du bonhomme n'est en effet même pas cassé. Il se redresse et s'assoit dans le brancard, le masque de gaz délirant toujours sur le visage. Puis il fixe Pamela avec un grand sourire et se met à danser en chantant sur un air de samba : « Iso-ké, iso-ké-ké, iso-ké ! » Ce à quoi elle répond en se trémoussant légèrement :

— *It is two o'clock, please !*

CHAPITRE 22

# Où l'on découvre qu'il n'y a pas d'heure pour les questions d'éthique

Est-ce que je suis pour l'euthanasie ? Est-ce que *two o'clock* du matin, ce n'est pas un peu trop tard (ou trop tôt ?) pour se poser ce genre de question ? Bof. Surtout que c'est du réchauffé et que je connais déjà la réponse : je ne suis pas contre, bien au contraire, mais au cas par cas et en tête à tête, sans forcément un cadre légal strict. Essayez d'officialiser par écrit les critères de candidature à l'euthanasie, sans tomber dans l'eugénisme, ni dans le parcours du combattant... Pas facile. Dans la même gamme de produits (comprendre : les grands débats qui divisent ou ont divisé les médecins), l'IVG, je vote aussi pour.

Je sais bien que je suis arrivé après la bataille, mais en théorie et en pratique, je suis pour. Ça peut éviter des drames familiaux, des bébés abandonnés, des naissances suite à un viol, des enfants mal-aimés, maltraités. Ça évite aussi et surtout des avortements à la pompe à vélo et au cintre. Ça marchait pourtant, parfois. Parfois ça ne tuait même pas la mère. Parfois ça ne la rendait même pas stérile. Parfois. En revanche, ça faisait toujours mal. Conclusion : l'IVG, de loin comme de près, je suis pour.

Malgré tout…

Explication : au début de mon internat (vous savez, pas encore toubib, mais faisant le même boulot en étant sous-payé), j'étais en gynécologie-obstétrique. Et en tant qu'interne, je participais à la planification familiale. Il s'agit d'une consultation gratuite, à l'hôpital, où, entre autres choses, on reçoit des jeunes femmes et des moins jeunes, enceintes et désirant se faire avorter. Parcours obligatoire de la candidate à l'avortement républicain : 1) Une consultation avec un médecin, où la femme exprime son souhait, et durant laquelle le médecin est tenu de lui expliquer les différentes techniques et qu'il serait souhaitable qu'elle voie un psychologue pour en discuter, mais que, bon, elle fait ce qu'elle veut. Il lui remet alors une attestation comme quoi elle a bien eu sa première consultation médicale.

2) Une semaine de réflexion et une échographie, afin d'affirmer que la grossesse est bien dans l'utérus et de la dater. 3) Une deuxième consultation avec un médecin. On y convient donc de la méthode qui sera employée, médicamenteuse avant un certain terme, chirurgicale après. Pas de panique, qui dit chirurgicale, ne dit pas, dans ce cas, incision au bistouri et hémoglobine. Enfin, pas de bistouri du moins. L'intervention consiste en une anesthésie générale de courte durée (non dénuée de risques) puis d'un curetage aspiratif (non dénué de risques non plus)... Ça fait rêver.

Le curetage aspiratif consiste à introduire par les voies naturelles (comprendre : vagin puis col de l'utérus), que l'on aura préalablement et délicatement dilatés, une sonde d'aspiration qui va, comme son nom et celui de la technique l'indiquent, cureter l'utérus puis aspirer son contenu. Quand on vous dit que ça fait rêver... On n'a rien inventé, on a juste amélioré la technique de la pompe à vélo et du cintre. Au lieu d'envoyer de l'air afin de faire sortir le contenu, on aspire. Au lieu de cureter avec un cintre, on curette avec la même sonde que celle avec laquelle on aspire (on ne gaspille rien). Au lieu d'infecter l'utérus de la patiente, on tente de travailler dans des conditions de propreté extrême. Au lieu de la laisser mourir d'un saignement abondant, on travaille dans un bloc opératoire avec des réanimateurs et des chirurgiens à portée de main, et au lieu de laisser la patiente souffrir, en se disant qu'elle est punie par là où elle a péché, on fait une anesthésie générale.

Bon, à cette époque, je participais à la consultation de la planification familiale. Mais nous, internes, ne procédions pas au geste du curetage aspiratif abortif. C'était réservé aux vrais médecins, avec du poil sous les bras. Nous savions pourtant faire le geste car on l'effectuait sur les grossesses spontanément arrêtées. Les fausses couches, quoi. Or voilà qu'un jour, en l'absence du toubib devant effectuer le curetage aspiratif abortif, personne n'était dispo pour le remplacer. On me le demande, j'accepte. Pas de bol, la patiente allongée sur le brancard, devant le bloc où je devais sévir, c'était moi qui l'avais vue au planning familial. C'était une jeune femme de 32 ans, qui en était à sa quatrième IVG, parce que : « Vous comprenez, la pilule, ça me fait grossir, le stérilet, je n'y avais pas pensé et mon copain n'aime pas mettre des capotes… »

Ouais, c'est-à-dire que l'IVG, ce n'est pas un moyen de contraception. Il y a des risques, que l'on tente de minorer mais qui existent : l'hémorragie parce qu'on a perforé l'utérus, l'infection parce que malgré toutes les précautions, il y a une petite bébette qui en a profité, la stérilité parce qu'un utérus, ça ne supporte pas toujours bien qu'on le titille de l'intérieur, ou encore la réaction allergique incontrôlable aux produits d'anesthésie… Et puis, et puis, quand on a vu le cœur de l'embryon battre à l'écho, aller le dégager de son nid avec un aspirateur, parce que monsieur n'aime pas le latex, ça fait bien suer.

Voilà ce qui me trotte dans la tête pendant que l'anesthésiste endort la jeune récidiviste et que je me lave les mains avant de m'habiller en stérile.

— Putain, il va falloir que j'aille aspirer ce petit truc dont j'ai vu battre le cœur hier. Putain, ça va faire le quatrième, et elle n'a toujours pas l'air d'avoir pigé que ce n'était pas pour que son con de copain n'ait plus à mettre de capotes que Simone a fait légaliser l'IVG… Putain, il ne me reste que trente secondes pour trouver une bonne raison de ne pas me barrer…

J'ai trouvé : l'IVG, je suis pour, pour toutes les raisons de tout à l'heure et pour bien d'autres encore. Si le prix à payer, c'est elle (et lui, l'autre con), qu'on m'amène l'addition. L'IVG, de loin comme de près, je suis quand même pour. Et les autres, ceux qui sont contre (mais pour l'accouchement dans la douleur afin de purifier le corps du péché de la chair), ils peuvent aller bouffer leur Haldol.

## CHAPITRE 23

# Où les affaires reprennent (et les négociations aussi)

Tarik allume la lumière. Ça m'arrache à mes souvenirs. Le plafond est toujours aussi pourri.

— Alors ?

— Alors, il est encore là. La bête est solide !

C'est Benkaid qui vient de gueuler ça à travers le couloir.

Je l'accueille avec un sourire. Le patron a meilleure mine, et le brancardier aussi. Le brancardier pousse une grosse machine derrière le lit reliée à Benkaid par tout un tas de câbles, et qui fait un bruit de locomotive électrique. La machine assiste visiblement son cœur de façon bougrement efficace : la tension est remontée, la dobu et la dopa sont arrêtées et surtout son teint est passé de transparent à rose pâle. Ça ne trompait pas ma grand-mère, ce signe-là, ça ne me trompe pas non plus. Les affaires reprennent. Tarik et le brancardier sortent de la pièce.

— Et maintenant ? me demande Benkaid avec un petit sourire.

— Maintenant, si vous êtes encore vivant au petit matin, on pourra considérer que vous êtes assez solide pour passer à l'étape cœur artificiel, (plus discret que R2D2, mais nécessitant une intervention à cœur ouvert, un peu plus virile, quoi) en attendant une greffe.

Le sourire en coin disparaît.

— Et si je m'aggrave avant le petit matin ?

— …

— …

Il est dur en affaires le patron.

— Je débranche toutes les alarmes et je m'assure que personne ne vient vous réanimer. Ça vous va ?

— Ça me va.

Benkaid ferme les yeux. En moins de soixante secondes, je vois le tonus musculaire du patron diminuer, son rythme cardiaque ralentir et son état de conscience s'effacer. Je ne m'alarme pas, je suis un médecin de pointe : je sais reconnaître les symptômes de l'endormissement.

C'est un drôle de passage de flambeau qu'il me joue là. Je me vois en train de veiller sur le professeur Marcel Benkaid, allongé sur l'un de ses lits de réanimation. Je ne me sens pas tout à fait à la hauteur. En même temps, éteindre une alarme, ou débrancher un scope, c'est dans mes cordes. Une chose après l'autre…

Je reprends ma place au fond du fauteuil en cuir et bascule la tête en arrière pour la laisser reposer sur le dossier. Les fissures du plafond m'apparaissent moins tranchées.

## CHAPITRE 24

# Les enfants : la théorie d'après la pratique

À la sortie de l'école, une petite fille de 9 ans, qui tient la main de son petit frère, traverse la rue un peu vite. Elle est exceptionnellement sous la responsabilité de sa cousine de 3 ans son aînée, parce que mamounette n'a pas pu se libérer à temps. (Que personne ne panique, c'est une histoire heureuse, ce coup-là.) Une femme d'une quarantaine d'années, bien de sa personne, maman de gamins de ces âges-là, roule prudemment aux abords de l'école se sentant complètement concernée par le bien-être de tous ces petits anges. Manque de bol, elle percute à une allure quasi nulle la petite de 9 ans qui traversait la rue en courant. La physique reprend ses droits : l'énergie cinétique du véhicule, à peu près sept cents fois supérieure à celle de la jeune fille, la fait donc choir. Elle a une fracture ouverte de la cheville : les os sont cassés et s'exposent à la vue de tous en perçant la barrière cutanée (appelée vulgairement la peau). Ça fait mal, mais surtout ça en jette !

Les pompiers se matérialisent sur place, vitesse grand V, et appellent le SAMU pour :

1) leur décrire la scène ;

2) leur demander de se pointer pour soulager la fillette qui est difficilement brancardable au vu de sa probable douleur physique et de leur évidente douleur morale à eux.

On ne vous apprend plus rien, au SAMU aussi, nous sommes des tendres. N'écoutant que notre courage, nous nous précipitons, la seringue de morphine entre les dents, prêts à analgésier tout ce qui bouge. Je découvre la scène : la petite ne crie pas, elle ne pleure pas non plus, ni même ne gémit ou parle. Putain, elle respire au moins ? Oui, elle respire. Elle est juste particulièrement calme pour une petite fille de 9 ans avec une fracture ouverte de la cheville. Son visage poupin est illuminé par un regard de chaton. Elle n'a pas mal, elle est juste désolée de ne pas avoir fait attention et voudrait être sûre que son petit frère va bien. Un petit moine tibétain en col Claudine.

Je vérifie quand même qu'elle est bien blessée. Oui, c'est ce qu'on appelle une fracture ouverte de la cheville. Il va falloir réaxer tout ça avant que les artères et les nerfs ne souffrent trop. En gros, il va falloir tirer sur son pied pour le remettre à sa place, et là pour le coup, ça m'étonnerait que, sans drogues, elle ne se mette pas à pleurer… Un peu… Quand même. Un petit coup de Kalinox (le gaz aux propriétés antalgiques et hilarantes de Tony, qui peut être conseillé en début de soirée), un coup de morphine (déjà moins recommandée parce qu'on a tendance à chercher à s'en procurer par tous les moyens quand on l'a essayée deux ou trois fois), un coup de paracétamol (plutôt pour les maux de tête, en lendemain de soirée), et c'est parti, mon kiki :

— Attention, ça va chatouiller un peu mais il n'y en pas pour…

Clac. C'est dans la boîte.

— … ?

Et toujours pas de cris ni de pleurs. À peine une larmichette qui coule sur sa joue. Et sa petite voix qui demande si c'est fini, monsieur le docteur, et merci, monsieur le docteur. Les trois pompiers qui ont assisté à la scène en restent bouche bée. Putain, mais c'est tout le monastère zen qu'elle incarne, la gamine ! C'est moi qui vais finir par chialer. Je me ressaisis et appelle la maman qui sera là dans moins de trois minutes. Nous patientons donc avant de conduire la petite se faire charcuter la gambette par nos collègues bouchers et accessoirement orthopédistes. Arrive alors la femme qui a percuté ma nouvelle protégée et qui, de toute évidence, vit le plus grand drame de sa vie (on ne peut pas vraiment lui en vouloir).

— Est-ce que vous croyez que je peux la voir ? Snif. Je suis vraiment désolée, vous savez. Snif. Je ne l'avais pas vue, vous savez. Snif, snif. Oh, mon Dieu.... Snif.

Tiens, le revoilà, celui-là... Je demande à ma nouvelle copine si elle veut bien voir cette dame, et que je reste avec elle de toute façon. Elle accepte.

— Oooh, ma petite, je suis vraiment désolée ! Snif, snif, snif ! Mon Dieu ! Ça va aller ? Snif, snif.

La petite se saisit de la main de l'autre et se met à la tapoter.

— Ne t'en fais pas, madame. Il ne faut pas pleurer, tu sais, ce n'est pas très grave.

… C'est carrément le dalaï-lama à qui je viens de réduire une fracture…

Les gamins sont quand même moins chochottes que les adultes. Qu'est-ce qui se passe entre-temps ? Peut-être apprend-on à avoir peur de la mort parce qu'on nous dit que c'est grave. Les gamins, eux, ne le croient pas encore, du coup, ils sont sereins. Jusqu'au jour, où à leur tour, il leur est inculqué que ce n'est pas normal de mourir. Souvent, c'est à l'occasion du décès d'un proche que l'enfant se dit que la mort doit être quelque chose de vraiment effrayant pour que les adultes déploient autant d'énergie à la lui cacher. Ils invoquent un voyage, une montée au ciel, mais surtout pas la mort ! Au gamin, si on lui disait dès le début, que papa est mort et qu'il ne reviendra pas (avec un peu de douceur et d'empathie quand même), il serait certainement triste, mais ça éviterait qu'il se mette à fantasmer sur ce que représente cette absence « temporaire », dont les adultes eux-mêmes semblent avoir une trouille bleue. Et du coup, il n'en aurait peut-être pas une trouille bleue à son tour.

## CHAPITRE 25

# Les enfants : la pratique d'après la théorie

Dans ce métier, il n'est pas rare d'assister à la rencontre d'un enfant avec la mort, la vraie, celle qui emporte un parent sans s'embarrasser de formules de politesse, comme lors de ce week-end printanier.

Par un samedi matin, sous un ciel clément, nous partons en équipe à bord de notre fidèle C8 réanimer une jeune femme de 31 ans, mère d'un petit de 4 ans, et apparemment attendue dans l'après-midi pour « marrainer » le baptême de son neveu. Espérons qu'ils ont prévu une remplaçante.

L'appel de l'époux décrit une femme allongée dans son lit, inconsciente et respirant très bruyamment. Pour le professionnel, c'est de très mauvais augure : la minette inconsciente qui ronfle la nuit à proximité d'une bouteille de gin, ce n'est pas trop inquiétant. On imagine volontiers que, après quelques précautions prises pour qu'elle ne se vomisse pas dans les bronches, elle se réveillera huit à dix heures plus tard, la tête à l'envers. Par contre, la même minette, jeune, qui est inconsciente en milieu de matinée, loin d'un débit de boisson, et qui respire bruyamment, il y a des chances pour qu'elle soit en train de gasper. Le gasp est une espèce de respiration agonique. Et par « agonique » comprenez : presque mort. En d'autres termes, le monde selon Gasp, ce n'est pas la fête à la saucisse. Dans ce cas-là, soit c'est un accident vasculaire cérébral, soit c'est le cœur... Quoi qu'il en soit, ça compromet grandement son rôle de guide spirituel auprès du petit neveu.

Quand on arrive, elle ne gaspe plus. Bonne nouvelle ? Pas vraiment puisqu'elle est morte. Enfin presque. Tant que le toubib n'a pas signé le certificat de décès, elle n'est pas officiellement morte, ce qui permet de tenter de la réanimer. Donc elle est en arrêt cardio-respiratoire. C'est-à-dire que, en pratique, elle est morte, mais que, en théorie, elle est potentiellement réanimable, ce qu'elle ne sera plus quand un toubib aura signé le certificat de décès. La nuance est fine, certes, mais tout notre métier s'épanouit dans cette nuance.

Pour accéder à la chambre, les trois sapeurs-pompiers équipés de sacs à dos, de bouteilles d'oxygène et d'un DSA, ainsi que l'équipe SMUR, toujours constituée de trois personnes, tout autant encombrées de matériel volumineux, ont dû passer par le salon où siège, face à la porte d'entrée, la belle-mère tenant sur ses genoux le fils de 4 ans. Le petit en a pris plein les yeux sans comprendre grand-chose, parce que personne n'a vraiment eu le temps de faire dans le discret.

En quelques minutes, la réanimation est lancée et les gestes techniques réalisés. Devant le tableau dramatique qui se dessine dans cette chambrette, je laisse l'équipe gérer la patiente et sors de la pièce pour aller prendre des informations et tenter de préparer le terrain pour la probable annonce non moins dramatique qu'il me faudra faire d'ici une vingtaine de minutes. Voyant que le gamin est toujours sur les genoux de sa grand-mère, fixant la porte de la chambre, avant de me lancer, je demande à l'époux s'il veut bien, pour l'instant, faire sortir son fils dans le jardin. Il accepte. Je suis pour dire la vérité, mais quand seulement celle-ci est déclarée irréversible.

Exit le marmot dans les bras de sa grand-mère. J'explique à monsieur que c'est très grave (il avait bien compris), que c'est probablement le cœur ou le cerveau qui a eu un accident, que ce sont des choses qui ne sont pas prévisibles et que quand on est arrivés tout à l'heure son cœur ne battait plus.

— Nous faisons tout notre possible pour la réanimer, mais j'ai besoin de savoir exactement ce qui s'est passé avant la perte de contact. Elle s'est plainte de quelque chose ? Elle prend des médicaments ?

L'interrogatoire médical fait, j'enchaîne avec l'évolution la plus probable de la situation : la mort. Je n'ai toujours pas trouvé de formule magique, là, le mari me simplifie la tâche : il comprend très vite la situation et reste accessible. Il ne se mure pas dans le mutisme ni n'explose en hurlements incontrôlables. Je termine en lui disant que je lui ai demandé de faire sortir le gamin parce que la situation est pour l'instant incertaine et que je ne pouvais expliquer les tenants et les aboutissants à son fils comme à lui, surtout en aussi peu de temps. Je retourne dans la chambrée pour reprendre la réa en main, puis je l'arrête. Décidément, elle ne repartira pas. Deuxième sortie de la chambre.

Mon regard trouve celui du mari resté seul dans le salon. Je crois avoir sur le visage une expression neutre. Sur celui d'en face, c'est de moins en moins neutre. Je n'ai pas le temps d'ouvrir la bouche, que le mari prend déjà la parole :

— Ne me dites pas ça, docteur. Ne me dites pas ça !

(Bah, c'est-à-dire que ça ne me fait pas plaisir non plus, mais il va bien falloir que je te le dise quand même…)

— Je suis désolé, monsieur, on a fait tout notre possible, mais votre épouse est décédée.

Ont suivi des larmes qui charrient des : « Ce n'est pas possible ! On avait enfin tout pour être heureux » et autres : « Elle devait être la marraine de son neveu. » Puis il s'apaise un peu et s'assoit à une table. Je lui demande alors ce qu'il a raconté à son fils entre mes deux apparitions. Le mari me répond qu'il lui avait dit que maman allait peut-être partir, qu'ils resteraient tous les deux et qu'il faudrait être forts.

Bon.

Je tente ma chance et lui explique que les enfants comprennent bien mieux qu'on ne le pense, du moment qu'on leur dit ce qui se passe réellement. Qu'il sera très triste, son fils, et qu'il aura besoin de son papa. Mais que pour éviter de lui rajouter des tourments, il faudrait dans la mesure du possible lui raconter le plus simplement du monde ce qui est arrivé à sa maman, et que, en français, il n'y a qu'un mot sans équivoque pour décrire la situation, c'est le mot « mort ». Ça n'enlèvera pas sa douleur, mais ça la simplifiera beaucoup.

— Enfin, je crois…

Le mari a écouté, on a discuté, et je crois qu'il a été d'accord. Je crois même que je n'ai fait que mettre les mots sur quelque chose qu'il savait déjà au fond de lui, mais qu'il ne se serait pas permis de dire spontanément. Arrivent alors deux tantes au fait de la situation et conviées elles aussi à aller célébrer l'entrée dans la chrétienté du cousin du petit.

— Qu'est-ce que l'on va dire aux petits cousins ?

— On ne va rien dire, évidemment !

Intervient alors le nouveau veuf en donnant un grand coup de poing sur la table :

— Non ! On va faire comme le monsieur a dit ! On va appeler un chat un chat ! On va leur dire que tata est morte !

Avec le papa, on s'est compris. Espérons juste qu'il aura un ton un poil moins agressif avec les petits cousins.

Amen.

## CHAPITRE 26

# Que certains surréalistes auraient pu peindre (mais peut-être pas vendre)

*Grand dijeux, p'tit faijeux*... Une vieille infirmière qui purgeait dans le Nord son éternel célibat disait toujours ça pour parler des hommes. Ça m'est resté. Beau parleur, petit faiseur... Je regarde Benkaid dormir en priant Hippocrate pour qu'il se réveille. Ça m'ennuierait d'avoir à tenir ma promesse.

*Grand dijeux, p'tit faijeux*... Dans certaines régions de France, l'autochtone parle une langue qui est au français ce que la filmographie de Dolph Lundgren est au cinéma de Woody Allen. Il y a un lien – mince –, mais ce n'est pas parce que l'on saisit presque toutes les nuances de l'un que l'autre doit nous évoquer quoi que ce soit.

Plus concrètement, passée la première barrière de l'accent, il faut encore traverser des conversations entières minées de mots en patois pour finir par sauter sur une expression qui fait rire tout le monde aux éclats... Sauf nous (et vous non plus, hein ?), d'abord parce que l'on n'a pas compris, ensuite parce que l'on sent bien que c'est de nous dont on rit. En un mot comme en mille : c'est pénible. Le toubib missionnaire, qui se lance dans la médecine d'urgence dans ces coins-là, se voit donc confronté à un problème de communication auquel ses longues années d'études ne l'avaient pas préparé. De garde aux urgences d'un hôpital d'une région où vivaient d'irréductibles Gaulois, je me suis frotté au problème. Un gars du coin au physique anticonformiste, à mi-chemin entre Barbra Streisand et Groucho Marx, s'est présenté pour une raison toujours inconnue à ce jour.

— Bonjour, monsieur, bonjour, madame. Qu'est-ce qui vous emmène aux urgences ?

— Bah... J'témalèze, marmonne le mari.

À côté de lui, sa femme confirme d'un hochement de tête. Silence. De toute évidence, ils attendent le diagnostic, convaincus d'avoir affaire à un professionnel qui saura reconnaître dans ces deux (un ?) mots les symptômes clairs d'une maladie bien précise dont il déduira l'évolution naturelle ainsi que le traitement miracle à prescrire. Pas de bol pour eux, je ne suis que médecin. Et comme un malheur n'arrive jamais seul, je n'ai jamais été formé à la lecture de l'avenir dans les boyaux de chevreuil.

— J'ai besoin d'un peu plus d'éléments. Vous étiez… ?

— Malèze.

— Ah, malaise, d'accord… Vous avez eu un malaise, c'est ça ? (Les deux opinent du chef.) Qu'est-ce qui vous est arrivé exactement ?

— Bah, j'témalèze, insiste-t-il un peu étonné par mon incompétence manifeste, alors que je lui ai tout d'abord inspiré respect et confiance, malgré que je sois un jeunot et pas bien du coin.

— D'accord. Vous… tiez'malaise, ça, c'est entendu, mais vous êtes tombé dans les pommes ? Vous l'avez senti venir, ce malaise ? Vous avez eu l'impression de manquer d'air ? Vous avez eu envie de vomir ?

— Bah, chais pas vu qu'j'témalèze !

Léger agacement en début de réponse (ce n'est pas lui le docteur, quand même), ton résolument conclusif sur la fin, l'invitation est assez claire :

que j'aille chercher un vrai médecin qui a du poil blanc au menton et un accent compréhensible, qu'on en finisse, parce que les bêtes, ça n'attend pas. Apercevant le fond de l'impasse, je décide de changer de tactique. Le premier témoin est un dur, tentons de faire craquer sa femme qui a l'air moins coriace.

— Et vous, madame, vous avez vu ce qui lui est arrivé ? Vous pourriez me dire s'il s'est plaint de quelque chose ? S'il est tombé ?

— Bah, j'pourrais pas dire, j'tricotais.

Putain, ça se corse.

— OK. Je résume : Monsieur… témalèze et vous, madame, vous tricotiez, donc vous n'avez rien vu ?

— C'est ça, répondent-ils en chœur, soulagés que le médecin ait enfin retrouvé ses esprits.

— Mais vous tricotiez dans la même pièce ?

— Oui.

— Alors avant, pendant ou après que monsieur… témalaise, vous avez vu quelque chose ? Il a changé de couleur ?

— Alors là, j'saurais pas dire. P'te ben.

— Il est tombé, il a fait des mouvements bizarres, ça ne passe pas inaperçu, ça, quand même !

Et là, je me lance dans le mime d'une crise convulsive, en agitant les bras au-dessus de ma tête.

— Ah oui, docteur ! Ça, il l'a fait !

Soudain, c'est le dégel. Nos trois visages s'illuminent en même temps, et la femme enchaîne :

— Avant hier, avec ciseaux, en caillant la haie, il bougeait les bras comme vous l'faites, docteur ! Mais moins vite, sait cailler la haie, q'même.

— ...

Quand on sait que 80 % du diagnostic est fait à l'interrogatoire, on imagine le temps qu'a duré la consultation...

Le bon docteur Poulard sait depuis longtemps qu'on parle de façon étrange dans le Nord de la France. Ce qu'il sait également, c'est qu'en hiver il y fait froid.

Poulard, anesthésiste et réanimateur de son état est une espèce d'ours en voie de disparition. Revenu de tout, il a toujours prêché avec un calme olympien la fin du monde (dont il détecte les prémices dans la coupe de cheveux de la pop star du moment ou dans le changement d'orientation de la politique extérieure du Mozambique). Il appartient à un autre temps. L'interdiction de fumer dans les lieux publics (et donc dans les locaux du SAMU) ne l'attriste pas puisqu'elle ne le concerne pas. Au petit matin, en sortie de garde, à l'heure où des équipes à moitié réveillées viennent relever des équipes à moitié endormies, le père Poulard vaut le coup d'œil. Adossé au chambranle de sa chambre qui donne sur la salle de régulation, il fait semblant de tendre sa clope matinale vers la fenêtre (à trois mètres derrière lui et fermée) tout en causant le plus naturellement du monde avec son interlocuteur qui, s'il a quelques mois de SAMU dans les pattes, ne s'émeut plus de la bedaine qui dépasse de sa blouse boutonnée par une seule pression, juste sous le cou.

Ce bonhomme va me manquer dans quelques mois quand il aura pris sa retraite. Au-delà de ses frasques tabago-vestimentaires et de son inépuisable verve cyniquo-drolatique, c'est surtout son sang-froid et son expérience qui vont me manquer. Il y a une trentaine d'années, il gelait dans la région. Vers trois heures du matin, Poulard est appelé sur les lieux d'un carambolage. Il s'y rend pour découvrir une jeune femme inanimée au volant de sa voiture qui venait d'enchaîner plusieurs tonneaux avant de s'arrêter (on ne sait comment) sur une route en pente verglacée. Les pompiers n'avaient pas osé la sortir en attendant le toubib et deux d'entre eux qui avaient le cul au sol, n'essayaient même plus de se relever, terrassés comme ils étaient par le verglas. En arrivant, Poulard veut se rendre compte de l'état de la victime. La vitre ayant volé en éclats, il n'a qu'à se pencher pour saisir la tête et chercher la présence d'un pouls carotidien (toujours de meilleur augure que son absence).

Pas de bol, dans la manœuvre, la tête bascule vers la fenêtre, le sommet de la boîte crânienne, désolidarisé du reste du crâne, tombe, puis une bonne partie du cerveau choit sur la route verglacée et entame son odyssée en glissant avec grâce sous les yeux médusés des secouristes vers le bas de la route. Poulard s'essuie les mains l'une contre l'autre et tranche :

— C'est un coup à attraper un rhume de cerveau, ça… Bon, bah on n'a plus rien à faire ici. On se rentre.

## CHAPITRE 27

# L'amour du métier est plus fort que la recherche de reconnaissance. Surtout quand on n'a pas le choix

Ce métier, on ne le fait pas pour la gloire, ni pour le salaire. Non, on le fait par grandeur d'âme ! Mouais…

On récupère un bonhomme d'une soixantaine d'années, à la terrasse d'un bistrot, en plein mois de mai. Il a mal dans la poitrine. Il est en sueur. Il est blanc et il fait la gueule. Vraiment. Il ne répond pas du tout alors qu'il pourrait parler, aucune expression ne s'affiche sur son visage alors qu'il n'est pas mort. Non, non, pas de doute : il fait la gueule. J'ai appris par expérience que c'est très inquiétant, cette tronche-là quand on a bobo dans la poitrine. C'est souvent le signe, non pas d'un caractère irascible, mais bel et bien qu'on est à deux doigts d'une fibrillation ventriculaire. Il faut donc mettre sa susceptibilité de côté et garder les palettes à portée de main. Vous savez, les deux grosses électrodes qui, le cas échéant, vont servir à balancer une ou deux centaines de joules dans la poitrine du plaisantin quand il se sera foutu en fibrillation ventriculaire.

On l'examine, l'électrocardiographie, et on conclut rapido qu'il fait bel et bien un splendide infarctus. Comme Benkaid. Un des petits tuyaux qui amènent sang et oxygène au muscle cardiaque s'est bouché. (Oui, si le rôle du cœur est bien de pomper sang et oxygène pour l'ensemble de l'organisme, il faut bien qu'il s'alimente lui-même, et ça, il le fait via ces petits tuyaux qu'on appelle communément des coronaires.) Une de ces coronaires s'est donc brutalement fermée En fait, ça fait belle lurette qu'elle est obstruée par des plaques de cholestérol, mais soudainement, elle a fini par se boucher complètement et, du coup, le muscle en aval n'a pas sa dose et il dérouille sévère. Toujours comme Benkaid – infarctus ne vient pas du mot fracture, mais du latin *infarcire*, verbe qui à l'époque était surtout utilisé pour la dinde de Noël –, coup de bol pour le moribond, ça ne fait qu'une dizaine de minutes que les festivités ont commencé et il a eu le bon goût d'occlure sa coronaire à cinq minutes de l'hôpital (on ne le dira jamais assez : quand il s'agit d'occlure, on n'est jamais trop prudent). Plus du tout comme Benkaid. La proximité de l'hôpital implique, en plus de la rapidité du SMUR à arriver sur les lieux, la proximité d'une salle de KT.

Conclusion : sur place, on perfuse, on médicamente afin de soulager et d'éviter autant que faire se peut une aggravation, on scope pour le surveiller et on prévient les cardio de son imminente arrivée au KT. Nous voilà donc, la belle Aurélia, infirmière de son état, un des sapeurs-pompiers et moi-même, dans l'ambulance des pompelards à veiller sur le comique, avec sérénité parce que nous sommes des pros, et du sérieux parce que c'est loin d'être complètement rien ce qu'il nous fait ledit comique. Nous roulons vers le KT, ça, vous l'aurez compris. Mais qu'est-ce donc que le KT ? Un art martial ? Un cours d'éducation chrétienne ? Une salle qui dépend d'un service de soin intensif de cardiologie ? Laissons ceux qui suivent aider les autres...

Le KT (ou cathétérisme) est donc une salle où des cardiologues dits interventionnistes (ça fait viril) s'amusent (virils mais joueurs) à faire monter des petits appareils jusqu'aux coronaires dans le but avoué de les désobstruer. Ils percent la peau aux plis de l'aine, pour passer par la grosse artère qui s'y trouve et remonter leurs petits appareils à contre-courant jusqu'au cœur grâce à de longues tiges souples. C'est là que naissent les fameuses coronaires qui alimentent le muscle cardiaque. Et tout ça sur un patient conscient (enfin pas aujourd'hui, mais là, on brûle les étapes) qui peut suivre la progression de tout ce joyeux bordel sur des écrans de contrôle situés au-dessus de sa tête. Pour voir où ils en sont dans la plomberie interne du malade, ils injectent de temps en temps un produit dit « radio opaque » (qui se voit à la radio, parce qu'il ne laisse pas passer les rayons X). Et… ils prennent une radio. (Ils ont de la suite dans les idées, les bougres.) Ce produit prend naturellement la forme de l'artère et dans les coronaires, il permet de visualiser celles qui sont bouchées et où elles sont bouchées (précision pour ceux qui le sont). Le but, au KT, sur un gars qui infarcit est de dilater, par l'intérieur de la coronaire, l'obstruction responsable de l'infarctus. Jusque-là, c'est clair. Ça se dilate en collant un stent (une espèce de grillage roulé en tube) au bout de la tige qu'on a remontée jusqu'à ladite obstruction, stent que l'on va dilater en gonflant un ballonnet autour duquel il est positionné.

Résumons :

1) on monte tout ce matos en passant par les artères jusqu'au niveau de l'obstruction ;

2) on gonfle le ballonnet, ce qui ouvre l'obstruction en force ;

3) on dégonfle le ballonnet et on sort tout le matos. Miracle : le stent qui était entre le ballonnet et la paroi interne de la coronaire est resté en place et maintient la coronaire perméable ;

4) enfin le muscle cardiaque en aval reçoit à nouveau tout le sang et l'oxygène nécessaires ;

5) nouveau miracle : le gars ne meurt pas !

Revenons-en à notre héros du jour qui fait toujours la gueule, mais qui répond quand même. En théorie, ce qui lui arrive est grave, ça peut dégénérer en fibrillation ventriculaire à tout moment. En pratique, il a du bol d'avoir fait son infarctus pas loin du KT et été pris en charge par des professionnels particulièrement compétents. Alors que tout ce joli monde est garé devant le bâtiment de cardiologie et que nous n'avons plus qu'à sortir l'infarcisant du VSAB, le monter dans l'ascenseur et l'installer sur la table du KT, voilà-t'y pas que la théorie rattrape la pratique… Le brave homme passe en FV. En clair : sous-oxygéné, le système électrique de son cœur s'emballe rendant les contractions inefficaces. Il est en arrêt cardiaque, dans sa forme potentiellement réversible : la fibrillation ventriculaire.

Qui dit arrêt cardiaque dit, par la force des choses, perte de connaissance, vu que le cerveau ne reçoit plus du tout d'oxygène. Il est un tantinet émotif, le cerveau, à la moindre coupure d'alimentation, il se met en veille. Si la coupure dure plus de trois minutes, il commence à mourir. Bon, si le mec s'était relevé d'un bond et avait fait un numéro de claquettes, on aurait été sciés, mais là, pas de problème, le coup de la FV, on s'y attendait un peu. Je commence le massage cardiaque pendant qu'Aurélia installe les palettes pour balancer les 200 joules dans son cœur, seul moyen que l'on connaisse aujourd'hui pour faire cesser la fibrillation et redonner une activité électrique efficace au cœur. En attendant, il faut bien que je masse pour que le sang continue à affluer dans tout le corps et principalement dans cette fiotte de cerveau. Il y a coupure électrique ? On passe en manuel, le temps de relancer le groupe électrogène. Sauf que voilà, quand je masse, bah, ça marche, le sang afflue à nouveau au cerveau. Du coup, le malade, bah, il se réveille et il gueule parce qu'on lui fait mal à la poitrine, là ! Pas contrariant, j'arrête le massage. Mais comme le gars fibrille toujours, il reperd connaissance. Je remasse, il regueule, je réarrête, il reperd connaissance… Jour, nuit, jour, nuit…

Les palettes sont en place, on balance les 200 joules salvateurs. Ça marche… Enfin, pendant une dizaine de secondes. Juste le temps de le voir se réveiller et gueuler encore plus fort, parce que 200 joules dans la poitrine quand on n'est pas totalement HS, ça picote. Comprenez que, habituellement, les gars qui sont en FV ne sont pas massés dans la seconde qui suit, du coup, le cerveau a le temps de se mettre en veille prolongée. Ce qui n'est pas le cas de notre sujet du moment. Après avoir savamment injurié son monde pour le petit coup de jus, il repasse en FV.

Je commence à me dire qu'on n'est pas couchés, et Aurélia confirme qu'elle partage ce sentiment en m'adressant un : « Va peut-être falloir qu'on fasse quelque chose, là ! » camouflant un : « Putain, mais trouve une solution, bordel ! »

La situation ne correspond à aucun schéma classique. Soit. Sortons des réflexes stéréotypés. On a deux problèmes : le type est en arrêt cardiaque, et l'efficacité de la réanimation nous empêche de la poursuivre parce que le client ne se laisse pas faire (ce qui sort de l'ordinaire pour un arrêt cardiaque). Conclusion : ce n'est pas la réa que l'on va stopper, mais la compliance du patient que l'on va tenter d'accroître.

— Aurélia, va falloir qu'on endorme le mort…

Sourire sur le visage d'Aurélia qui n'a pas choisi ce métier par hasard, mais parce qu'elle aime bien la nouveauté. Une anesthésie générale sur cœur arrêté plus tard, la réanimation relancée puis réussie sans remarque désagréable du ressuscité, une dilatation coronarienne et un ou deux jours de gros dodo après, je vais voir le miraculé dans sa piaule, histoire de me faire un peu mousser.

Non seulement il tire toujours la tronche, mais en plus il m'engueule parce que la seule chose dont il se souvienne, c'est que c'est bien moi qui lui ai pété trois côtes en lui écrasant la poitrine sans raison, juste avant de la lui brûler. On n'exerce pas ce métier pour la gloire, paraît-il, ni pour le salaire, on le fait pour la beauté du geste ! Bof. Les rares lettres de remerciements que l'on reçoit deviennent des trophées qu'on affiche sur le mur de la salle de régulation durant plusieurs années. C'est à peine si on ne les encadre pas.

## CHAPITRE 28

# Où l'on apprend qu'une noble décision peut venir d'un raisonnement relativement vil

La nuit commence à battre en retraite. On dira ce qu'on voudra, mais somnoler en position assise, ça ne repose pas son homme. J'ai le cerveau endolori par la fatigue et le stress accumulés… Un genre de gueule de bois sans alcool. J'adore. Un instant, j'ai pensé à dormir tête-bêche avec Benkaid, mais un instant seulement.

Je me frotte les yeux et m'étire. Il faudra que je sois prudent en rentrant parce que ça sent la microsieste à 130 sur l'autoroute. Normalement, après un bon coup d'eau froide sur la figure, je devrais y arriver. Ce n'est pas comme si j'avais passé la nuit à biberonner du rhum non plus. L'alcool, ça oui, on sait qu'au volant c'est dangereux pour la santé. Dans presque tous les accidents mortels, il y a au moins un gars complètement torché au volant de son autotamponneuse. On sait même expliquer pourquoi. L'alcool désinhibe : on se sent sûr de soi là où l'on devrait se sentir fragile (ah si, à 130 km/h, on est fragile) et on se met à essayer des trucs qui nous tentent depuis toujours. Exemple : voir si on serait capable, en conduisant, de lancer un projectile par la fenêtre avec précision (la vieille bouteille de flotte qui traîne sous le siège fera parfaitement l'affaire). Ça peut servir, on ne sait jamais, des fois qu'un groupe de terroristes enlève notre copine et qu'on ait juste eu le temps de sauter dans notre bolide, armé de notre fidèle bouteille d'eau pour les prendre en chasse. Le vrai problème avec l'alcool, c'est qu'au lieu d'augmenter nos capacités intellectuelles et physiques – pour nous donner une chance de survivre à nos délires –, ça aurait plutôt tendance à sérieusement les diminuer. C'est la coke qui les augmente… Bon, ça fait aussi péter les artères du cerveau et spasmer celles du cœur, mais on meurt en super-héros !

Donc, l'alcool donne l'impression qu'on peut tout faire, mais niveau logistique, on n'assure pas une cacahuète. Le champ de vision diminue et les réflexes sont ralentis, y compris celui qui fait que quand on colle au cul des terroristes et qu'ils allument les feux stop, normalement, on freine. Pour bien comprendre la nuance induite par ce « normalement », entrons au cœur de ce réflexe : la bande de ravisseurs sanguinaires allume ses feux stop. La lumière rouge vient s'imprimer sur notre rétine (le tapis de neurones photosensibles qui fait que l'on est réceptif à la lumière). Le message, traduit en signal électrique, file le long du nerf optique jusqu'au cortex occipital (d'autres neurones, situés en périphérie de notre cerveau). Magie du spectacle : on voit rouge ! L'image est aussitôt envoyée vers des zones de traitement de l'information. Feux arrière + rouge + voiture = ... OK, la réponse fonce droit vers les plaques motrices de quelques groupes musculaires qui, en se contractant, vont faire que : 1) on lâche la bouteille d'eau ; 2) on balance le pied droit sur la pédale de frein en gueulant une injure raffinée.

En temps normal, sans alcool, sans manque de sommeil et chez un être humain dans la force de l'âge, le temps qui s'écoule entre l'allumage des feux stop et le coup de frein est d'une seconde. Une seconde à 130 km/h, ça fait 36,11 mètres avant d'appuyer sur la pédale. Bourré, il faut au moins multiplier ces chiffres par deux, voire trois (quand c'est le nombre de grammes qu'on a dans le sang). Conclusion : c'est dangereux de rouler bourré. La théorie est claire. Pour la pratique, j'ai aussi eu ma dose d'un point de vue professionnel, parce que, personnellement, ma femme n'intéresse pas les terroristes (ils ne l'ont jamais vue, hein, ça ne peut être que ça). En revanche, j'en ai vu des gars incrustés dans le volant dont le dernier râle sentait le mauvais whisky. Et j'en ai soigné des mecs soûls qui venaient de tuer la moitié d'une famille. Moi, j'ai cessé de rouler ivre, mais pour une raison qui n'a rien à voir avec l'altruisme. Ce n'est pas non plus le fait d'être devenu papa. Non, c'est moins noble, et si ma résolution découle d'une intervention SMUR, où il y eut alcool, percussion et mort, ça n'a pas grand-chose à voir avec la prise de conscience que, merde, avec mes conneries, je pouvais nuire à autrui.

Explication : Imaginez un gars d'une trentaine d'années qui sort du resto avec sa douce. Il est à peine minuit. Le printemps a laissé la place à l'été, il digère un confit de canard-pommes sarladaises, il est fou amoureux de sa femme, bref, le bonheur en bras de chemise. Notre jeune héros prend sa voiture pour rentrer se pieuter. Il emprunte, chemin faisant, une quatre-voies en sens unique qui longe la Seine. Sa femme lui raconte une anecdote désopilante sur un de ses collègues qui n'en loupe pas une et... Tout à coup, la réalité part en vrille : à la sortie d'un mini tunnel, un piéton se jette sous ses roues. Inévitable. Quatre témoins diront que le quidam est sorti de nulle part avec l'intention de se donner la mort. Inévitable et inévité. Tellement inévité que quand on arrive, le piéton a les deux fémurs dans le dos (à moins d'être contorsionniste, ce n'est pas bon signe) et il n'a plus de visage, ce qui permet de voir qu'il n'a plus de cerveau non plus.

Mon souci n'est pas de diagnostiquer sa mort (mes dix ans d'études me permettent de trancher assez rapidement quand un patient me présente sa boîte crânienne vide). Non, mon souci est de lui prélever du sang. Les gendarmes sur place en auront besoin pour savoir s'il était sous l'emprise de l'alcool ou de tout autre psychotrope. Du sang, le mort n'en a plus beaucoup sur lui. Après quelques tentatives infructueuses de prélèvement dans les gros vaisseaux profonds, puis en intracardiaque puis dans la rate, je me résous à prélever du sang sur le bitume. C'est un métier où il faut savoir s'adapter, on vous dit. On apprendra plus tard que le mort avait quatre grammes d'alcool par litre de sang. C'est beaucoup. Ça demande d'avoir une descente de Polonais et une vessie de rhinocéros.

Je me dépêche de gérer le mort pour pouvoir aller m'occuper des vivants. C'est un principe tiré d'un constat : les morts, les vrais, on ne peut plus grand-chose pour eux. Le conducteur est dans le camion des pompiers, complètement choqué. (Ah bon ?) Le regard dans le vide, il murmure en boucle que tout ce qu'il a vu, c'est un homme collé à son pare-brise, bouche ouverte et bras en croix. Il est en état de stress dépassé version sidérée, et ce n'est pas de bon augure pour sa santé mentale. Je tente de lui parler pour le ramener doucement dans le monde des vivants. Je lui touche l'épaule, capte son regard. Il revient peu à peu.

Assise à côté de lui, sa douce est beaucoup plus volubile (elle est aussi en stress dépassé mais version hyperactive). Elle décrit l'accident dans ses moindres détails. Juste après l'impact, elle est sortie du véhicule pour prêter assistance à la victime. C'est honorable, mais gageons que ce qu'elle a vu va sans doute lui revenir pendant quelques dizaines d'années sous forme de cauchemars. Elle me montre ses doigts maculés de sang. (Putain, elle a mis les mains dans le cambouis en plus.) À l'instar de Lady Macbeth, elle se met à les frotter pour les débarrasser de ce sang séché qui tout à coup lui fait horreur. C'est curieux, parce qu'avec tout ce que l'on voit à la télé, on pourrait se croire paré. Non ? Non. Elle commence à réaliser. On lui nettoie les mains avec de l'eau oxygénée. Elle s'apaise un peu.

Vous comprendrez qu'à ce stade, le soignant s'identifie plus facilement aux vivants choqués qu'au mort sans visage. Le conducteur sortait d'un resto où il avait peu bu. Il avait juste arrosé son confit d'une petite poire offerte par le patron. Avec les deux ou trois verres de vin, ça suffit à faire virer l'éthylomètre républicain. Un flic entre dans le camion. Un peu penaud, il me demande si le pilote peut souffler dans le ballon. Médicalement il peut. Il accepte ? Oui, il accepte. C'est positif.

Aïe.

Je sors du camion avec le flic et lui demande ce qu'il risque.

— S'il dépasse la deuxième limite que représente les 0,8 g/l, il fera de la taule, pour homicide involontaire avec violation délibérée d'une obligation particulière de sécurité. (Article 221-6 du code pénal, partie législative.)

— Et s'il n'avait rien bu ?

— S'il n'avait rien bu, sur le plan juridique, il ne risquait rien. Quatre témoins affirment avoir vu le piéton se jeter sous sa voiture à un endroit où personne n'aurait pu le voir venir ou l'éviter.

La démonstration m'a convaincu, je ne bois plus quand je dois reprendre la caisse. Ou plus exactement, je ne reprends plus la caisse après avoir bu, parce que je n'arrive pas très bien à me visualiser épanoui en taule…

## CHAPITRE 29

# Où le protagoniste prend du galon

J'ouvre les yeux. J'aurais besoin d'un bon bol de Ricoré. Je redresse la tête et mon regard s'arrête sur le scope de Benkaid. Les chiffres et les courbes m'inspirent confiance. Alors que je me lève pour me dégourdir les jambes, Benkaid tourne la tête et me regarde. Le teint de ses joues aurait ravi ma grand-mère.

— Il est quelle heure ?

— Sept heures et quart, et vous êtes toujours vivant.

— T'es sûr ?

— Attendez.

Je regarde ma montre qui me confirme l'heure indiquée sur l'horloge. Je m'approche de Benkaid, cherche son pouls carotidien et le trouve.

— Oui, je suis sûr.

Un ange passe.

— Je suis content que tu sois venu, David.

— Je suis content de ne pas avoir eu à vous tuer.

Benkaid me toise comme un père le ferait avec un fils qu'il découvrirait homme. L'ange repasse dans l'autre sens. J'enchaîne.

— Si j'aime autant ce que je fais, c'est pas mal grâce à vous, à ce que vous êtes, et à ce que votre regard m'a suggéré que j'avais en moi. Merci.

— Pas de quoi.

— Je vais vous laisser.

— Entendu.

— Je repasserai vous voir.

— Tu sais où me trouver.

Je prends la main de Benkaid pour lui dire au revoir. Au dernier moment, je camoufle mon geste en une poignée de main virile. Benkaid me sourit.

— À bientôt.

— À bientôt.

Je me dirige vers la porte.

— David… ?

— Oui.

— Merci.

— Non, c'est moi qui vous remercie pour votre confiance.

## CHAPITRE 30

# Où il est fait la preuve qu'il n'est pas sage de porter des chaussures en daim dans une salle de déchoquage

Je jette mon gobelet de café-au-lait-plus-sucre tiède dans une poubelle du parking, alors qu'une voiture se gare à côté de la mienne. Un jeune interne (ça se devine à ses cheveux hirsutes, ses traits tirés et son air paumé qu'il tente de camoufler par une attitude pleine de fausse assurance) s'éjecte, me salue et fonce vers l'entrée de l'hôpital. Je me marre tout seul.

Sortie SMUR accompagné de Walid, un interne sympa, mais assez bordélique en préhospitalier parce que habitué à pléthore de personnel en intra-hospitalier. Objectif de la virée : secourir un gars de 30 ans qui serait accidentellement passé par-dessus son balcon suite à une dispute avec sa copine.

Walid se met à la tête de la victime, le jeune et fracassé Florent. Il doit avoir plein de sang dans la cage thoracique, une ou deux fractures non déplacées des membres et il doit saigner dans sa tête, ce qui comprime son cerveau et explique qu'il ne soit pas très enthousiaste. On l'endort, disons, encore plus. On l'intube. On lui met plein de liquide dans les veines pour compenser le sang qu'il a perdu et on roule rapido vers la salle de déchoquage. Si tout va bien, elle est équipée en matériel et personnel spécialisés dans la prise en charge de mecs en vrac comme Florent.

Elle l'est.

On installe le patient sur le lit prévu à cet effet dans cette fameuse salle de déchoquage et l'on reste à observer le bourdonnement du personnel. Une radiographie vient confirmer que la cage thoracique de Florent, dans sa moitié gauche, est gorgée d'un sang qui n'a rien à y faire. Du coup, il a le poumon tout comprimé. Bonne nouvelle, il y a une solution pour ce problème-là : prendre un tuyau rigide, pointu et creux, pour percer la paroi thoracique du malade et permettre au sang de s'évacuer vers l'extérieur. L'extrémité du tuyau, on la branche dans un second temps sur un ingénieux système de pompe antireflux qui permettra à ce qui doit s'évacuer de s'évacuer, tout en empêchant de laisser rentrer tout ce qui ne doit pas rentrer. C'est une cage thoracique, pas un moulin. L'interne de la salle de déchoquage, visiblement plus jeune que Walid, se dirige avec enthousiasme, pieu en main, vers le poitrail en trop-plein. Le voyant se positionne nonchalamment au contact de la poitrine qu'il va percer, Walid et moi échangeons un regard : « On le prévient ? Bof, non, il faut qu'il apprenne. »

Nous reculons tous les deux de quelques pas. Avec un demi-sourire, Walid me fait signe de regarder ses pompes. Ce con porte des chaussures en daim. « On le prévient ? » Toujours pas.

L'expérience est une lumière qui n'éclaire que ceux qu'elle a déjà brûlés.

Drain en position. Il force un peu le passage. Je plisse un peu les yeux. Splatch ! Le trop-plein de sang sous pression dans la cage thoracique jaillit par l'orifice du tuyau libérateur.

— Putaiiiiiin !

Un temps.

— Merde ! Mes pompes !

Deux grands sourires illuminent le fond de la salle de déchoquage. Pas loin de deux litres de sang sur du daim, ça ne va pas être facile à rattraper.

Nous sommes de grands enfants et Florent est mort, dans les jours qui ont suivi, des suites de ses blessures.

## CHAPITRE 31

# Où, après la futilité du savoir, pointe son nez celle de l'écriture

Je suis au volant de ma voiture. Je me concentre pour rester éveillé et attends que le feu passe au vert. À la radio, un journaliste interviewe un écrivain. J'ai beau tendre l'oreille, vu que j'ai pris l'émission en cours, impossible de savoir qui c'est.

— Excusez-moi si ma question vous paraît naïve, mais pourquoi écrivez-vous ?

Je monte le son.

— Je pourrais me lancer dans un délire métaphysique sur la nécessité de l'art et de la création, mais, pour moi, c'est des conneries tout ça. J'écris parce qu'en dehors de ça je m'emmerde. J'écris parce que ma vie est vide, nulle, alors il faut bien que je m'occupe l'esprit, que je m'invente un quotidien. Mon voisin qui promène son gros clébard en survêt le dimanche, il ne s'emmerde pas, lui. Sa vie, il la vit pleinement ; son survêt, il l'aime ; son clébard aussi. Les gens comme mon voisin, ce sont eux, les princes de la vie. Et les princes de la vie n'ont jamais écrit une ligne.

Le feu passe au vert. Je redémarre en souriant. Belle formule tout de même, mais on se place dans quelle catégorie quand on écrit en survêt ?

CHAPITRE 32

# Où l'on conclut et madame pousse

Huit heures et demie du matin. Je gare ma voiture devant chez moi, pressé de rejoindre ma femme et mes deux gamins. Je les imagine piaillant à la table du petit déjeuner : les cris, les rires, les bols qui se renversent. Mouais, pressé, mais bon, on a cinq minutes quand même… Une pointe de fatigue se mêle au plaisir de les retrouver. Ce matin, j'aurais aimé ouvrir la porte, jeter mon sac dans l'entrée et aller m'écrouler dans mon lit. Et en même temps je savoure par avance les retrouvailles avec ma tribu. C'est marrant, cette dualité qu'on observe un peu partout. Quand je vous dis que le yin et le yang, c'est de moi… Un moment de vie assez intense où se bousculent une quantité d'émotions opposées, c'est un accouchement. Alors un accouchement à domicile, n'en parlons pas… ou plutôt si, parlons-en : du côté des parents, émotionnellement, c'est du lourd. Comme pour tout accouchement ? C'est vrai, mais avec une excitation en plus : ça va être exceptionnel, on va être chez nous, on pourra lui raconter ça plus tard, on est en de bonnes mains, il faudra changer le canapé. Ah si, le canapé, il faudra le changer.

Du côté des « bonnes mains », c'est assez intense aussi. Et pour tout vous dire, elles n'aiment pas trop ça, parce que si l'on sait que pendant des millénaires les mères n'ont pas attendu les équipes SMUR pour accoucher seules, expulser le placenta, clamper, couper le cordon et réchauffer le nouveau-né contre leurs ventres douillets, on sait aussi qu'à cette époque, les taux de mortalité infantile et maternelle pétaient tous les records.

Pour faire bref, un accouchement à domicile, ça se passe souvent très bien. L'équipe SMUR (dépêchée sur place parce qu'on a jugé qu'il était trop tard pour faire rouler la bombe à retardement vers une salle de naissance digne de ce nom) ne sert alors à rien, si ce n'est à constater que tout s'est en effet bien passé. Moins souvent – mais un peu souvent aussi quand même – ça ne se passe pas bien. Et là, l'équipe SMUR est vraiment mal parce que, ce qu'elle n'a pas avec elle, c'est :

— un obstétricien expérimenté, habitué aux manœuvres d'extraction d'urgence sur un bébé qui bloque à la sortie ;

— un bloc opératoire avec un chir obstétrique compétent capable d'arrêter le saignement massif de la délivrance qui pourrait emporter la dame en quelques dizaines de minutes ;

— un service de réanimation pédiatrique capable, en moins de temps qu'il ne faut pour mourir, d'intuber, de perfuser et de réanimer un nouveau-né qui ne répondrait pas aux stimulations d'usage ;

— et enfin, *last but not least*, un plateau de radiologie interventionnelle qui permettrait de sauver la mère sans flinguer son utérus, si l'utérus en question se mettait à saigner la rage.

On est très loin de l'interne emmerdé parce qu'il n'a pas de mayo pour manger son œuf dur.

Vous comprendrez que, lorsque l'on me réveille au petit matin du 1er janvier dernier pour me dire que je pars sur un accouchement à domicile, mes surrénales (petites glandes situées au-dessus des reins, ayant entre autres fonctions de produire de l'adrénaline) se mettent à secréter copieusement. L'adrénaline (qui en réalité n'est pas sécrétée que par les surrénales, mais développer risquerait de sérieusement entamer votre patience) est une hormone du stress. Elle va mettre le corps et l'esprit en état de répondre à une situation intense, que ce soit un danger ou un simple effort physique. En l'occurrence, je cumule l'appréhension d'un danger et l'effort surhumain que représente un réveil, à l'aube, un 1er janvier.

L'endorphine – hormone du bien-être, de la zen attitude et de la récompense – devant l'afflux soudain d'adrénaline dans le corps va être également secrétée en abondance pour qu'un équilibre (certes précaire) s'installe et que je puisse en l'occurrence garder l'esprit clair.

Bon, j'ai mon endorphine ! J'ai mon adré ! C'est bon, les mecs, on peut y aller. Je pars sur l'accouchement avec Patrice, ambulancier SMUR depuis plus de vingt ans, Cécile, infirmière SMUR à classer dans la même famille que Flo-le-Bulldozer, et Seb, interne compétent et discret, en stage au SAMU.

En salle de régulation juste avant de partir, on nous précise la situation :

— La dame est à terme.

Ça c'est bien, ça. C'est le côté endorphine de l'aventure. Ça veut dire que le petit, s'il sort, ne sera pas prématuré et devrait donc peser un peu plus que le gigot de 700 g que Patrice s'est enfilé à Noël.

— C'est à quarante-cinq minutes de route de l'hôpital.

Ah, ça, ce serait plutôt le côté adré. Ça signifie que, si le travail est déjà bien avancé, arrivés sur place, voyons les choses en face, on n'aura plus trop le temps de la techniquer, de la brancarder et de rouler en lui demandant de serrer les fesses jusqu'à la salle de naissance, et que si ça se passe mal (parce que c'est pour ça qu'on y va quand même, dans l'éventualité que cela se passe mal, sinon on serait restés bien au chaud à soigner notre gueule de bois), bah, on sera tout seuls.

— C'est un siège...

Oh, putain ! Mauvaise nouvelle. (On n'est pas au salon du design.) Dans un accouchement en siège, le bébé, au lieu de sortir la tête la première, sort les fesses en avant. Alors pour les fesses et le corps, pas de problème, non, le souci majeur, c'est la tête. Vu que le crâne n'a pas contribué à dilater le col de l'utérus, la tête risque de se coincer au niveau du menton, dans ce con de col pas assez dilaté. Et là, c'est la merde ou, plus précisément « une rétention tête dernière ». C'est le pire scénario catastrophe, qu'on tente de contrôler en intra-hospitalier par une césarienne en toute urgence. Cette option-là, à quarante-cinq minutes de route de l'hôpital, sans compter le temps du brancardage et du techniquage, on va avoir du mal à la choisir. C'est un truc qu'on ne fait pas encore à domicile et que j'aurai beaucoup de mal à justifier devant le juge quand j'aurai tué tout le monde avec le couteau à pain. Heureusement, on n'en est pas encore là.

— Un siège, d'accord. Rien d'autre ?

— Si, il y a un pied, tout bleu, sorti à la vulve.

Ça veut dire que ce n'est pas un siège classique (et pour mémoire, déjà le siège classique, ce n'est pas comme si j'en avais une expérience pluri-quotidienne). Sur un siège classique, le cul sort le premier. Le bébé, encore très souple, est en fait plié en deux, les pieds dans la tronche, ce qui lui confère une forme d'ogive. Le cul permet de dilater tout le passage au fur et à mesure de la descente vers la sortie. Là, il a décidé de mettre un pied en avant pour tester un peu ma maîtrise de la mécanique obstétricale. À cet instant précis, mes endorphines se mettent à sécréter d'elles-mêmes de l'adrénaline.

Dans ce métier, on est amené à gérer de temps en temps des situations chaudes du slip que l'on ne gère pas tous les jours. Dans ces cas-là, les réactions des toubibs divergent :

– Le cow-boy va avoir un début d'érection (l'adrénaline) à l'idée de partir sur une situation grave qu'il ne maîtrise pas entièrement. Il va prendre des décisions souvent trop rapides, ne reposant pas sur un savoir scientifique, mais il s'en fout, c'est lui le patron ! Certains diront que c'est couillu, et ça l'est puisque la testostérone y est pour beaucoup. C'est surtout con et risqué.

– Le sage va reconnaître ses limites, et même devant une situation qui le dépasse et qu'il sait être vitale et urgente, il va prendre le temps de faire jouer son bon sens médical, d'appliquer ses connaissances et d'appeler quelqu'un qui sait ce que lui ignore. Il s'efforce de dépasser son émotion (merci l'endorphine) et d'intellectualiser chacune de ses décisions. C'est beau et respectueux du patient.

– Un peu perdus entre le cow-boy et le sage, mais qui essaient de se rapprocher au maximum du sage quand même, il y a la très grande majorité de mes collègues, et moi-même.

Nous voilà donc partis vers une future maman qui s'est laissé surprendre par la rapidité du travail de son premier accouchement, avec un pied bleu de bébé entre les cuisses, qui a très mal au ventre et qui hurle que ça pousse. Chemin faisant, mon adré et mon endorphine tapent la discute comme au bistrot du coin. Des accouchements en siège, j'en avais déjà fait à l'hôpital, et c'étaient des cas classiques et on était six médecins dans la pièce. Des accouchements à domicile, j'en avais déjà fait aussi mais jamais en siège. Et ils s'étaient tous bien terminés, même si j'avais déjà eu quelques frayeurs avec des bébés nés tout mous, ne respirant pas et plus proches du Schtroumpf que du poupon. Après un début de réanimation adaptée, ils étaient toujours repartis en quelques instants vers leur enfance, leur entrée en sixième, leur première cuite et leur premier baiser. Bref, tout ça pour dire que des accouchements en siège avec un pied à la sortie, à domicile et loin de tout plateau technique obstétrical, c'est une première. Je profite du trajet pour me répéter les protocoles et posologies de la réanimation du nouveau-né. À dix minutes de la surboum, j'appelle la base pour qu'on me trouve une sage-femme ou un obstétricien (bien au chaud au fond de ce putain d'hôpital suréquipé). L'idée, c'est qu'ils me rappellent pour que l'on puisse décider avec l'un ou l'autre de la meilleure conduite à tenir de ce côté-ci de la planète. Pas de bol, saturation des lignes fixes pour cause de 1er janvier et aucune couverture réseau à l'arrivée au domicile du gentil couple. Personne ne me rappelle…

— Cécile, tu perfuses la dame. Patrice, tu lui colles de l'Entonox sur la tronche. Seb, tu te tiens dispo. Moi, j'examine et puis… on improvise. Oui, madame, ça pousse, c'est normal.

Je lui pose des questions avec la main dans son périnée et conclus vite (trop vite ?) que le bébé souffre, que l'accouchement est imminent, que ça coince, qu'il va bien falloir faire quelque chose et que l'option transport… Quelle option transport ?… Bref, il va falloir le sortir (rien de nouveau sous le soleil, quoi).

C'est parti, mon kiki.

Je tente donc une extraction du gamin en l'attrapant par les deux pieds et en suivant juste les lignes de moindre résistance, sans forcer, sans réellement respecter la vraie technique qui doit exister, qui doit être décrite, que certains connaissent, mais dont là, tout de suite, je n'ai pas la moindre putain d'idée. Donc place au bon sens médical : le diriger vers la sortie en douceur, afin de ne pas déchirer le périnée de maman, ni comprimer la tête de bébé. Tout ça, sous l'œil intrigué et les commentaires bienveillants de mon interne Seb. Arrivé à l'étage de la tête, ça bloque.

*Putain de putain*, me dis-je.

Je ne force pas, je tourne un peu le tout, je cherche à attraper la bouche en introduisant un doigt dans le bordel. Je tire, je tourne, je transpire, je... Ça y est ! Ça y est !

Le bébé est sorti en entier !

Et tout ça relativement vite !

On n'a pas eu droit à la rétention tête dernière ! L'adrénaline et les endorphines ne savent plus trop quoi penser parce que le bébé est sorti (hourra !) mais tout bleu, tout mou et il ne respire pas... Rangez le champagne, on continue. Je commence à le stimuler vigoureusement comme il est de bon ton de le faire dans ce cas.

Ce faisant, je relève la tête et assiste à un ballet digne du Palais Garnier : la perfusion est posée sur le bras de la maman, le remplissage est débuté, le masque d'Entonox est en place, Patrice, lui, a déjà préparé un coin propre avec le matériel de réa pour le bébé, et Seb semble prendre la maman en charge pour contrôler l'hémorragie et l'aider à expulser le placenta. Cécile et Patrice sont en train de me faire à quatre mains le clampage et coupage du cordon qui relie le bébé au placenta, encore dans l'utérus de la dame. Je suis ému (l'endorphine), elle est balèze, mon équipe… Le bébé est libéré de son lien physique à sa mère. Il est comme qui dirait autonome.

— Allez, mon gars, maintenant, ça ne dépend plus que de toi, enfin presque… Fais pas le con, je t'assure que ça vaut vraiment la peine.

Je continue la réa sur le coin propre préparé par Patrice. Stimulations vives, aspiration d'éventuelles sécrétions dans sa bouche puis dans son nez, ventilation au ballon.

Elle ne repart toujours pas parce que ah ! oui, le bébé est une fille. C'est la première chose qu'on note quand tout va bien, mais quand la maison s'écroule, c'est de l'ordre de la déco.

J'insiste.

Toujours rien.

— Seb, on en est où avec la maman ?

— Tout vab', le placenta est dehors, en entier et elle ne saigne quasiment pas.

Je passe au massage cardiaque qui est l'étape suivante logique et recommandée.

— Ouin…

— Ouin ?

— Ouiiiinnnnn !

Le teint rosit, les membres bougent, le cri persiste, le soleil brille et les oiseaux chantent ! J'ai envie de rouler une pelle à Patrice ! (La chute brutale de mon taux d'adré a surpris l'endorphine qui est toujours au taquet.) Je me tourne vers Patrice qui, content de lui, se frotte la barbe. J'atterris doucement… Après les contrôles de niveaux d'usage de la petite, je la pose sur le sein de sa mère, à qui je me présente enfin. Je finis par me reculer et contempler la scène, adossé au mur avec l'impression de planer.

Elles ont eu de la chance.

Et moi, au moins autant qu'elles…

— Merci les filles. Et bienvenue, Jeanne.

*C'est bien, petit. La voilà, l'essence de notre métier. On est là du début à la fin. On ne fait pas forcément une grande différence, mais on assiste à de grands moments de vie, heureux ou tristes. La vie, on a la chance de la voir de très près. Et elle impose le respect.*

**Un grand merci à :**

Marion « Grande Carrière », ma docteur de script préférée (t'iras loin, toi), à Annie-Claude, Karine et Sophie pour leurs anecdotes délirantes, à tous ceux qui ont eu l'amabilité de survivre à mes soins (et aux autres aussi), à tous ceux et celles de mon SAMU à moi, aux côtés desquels j'ai le privilège de me plonger régulièrement dans l'humanité et qui m'impressionnent toujours autant aujourd'hui, aux toubibs qui m'apprennent, au professeur A., et à la femme que j'aime, belle et rebelle.

*Composé par Facompo*
*187, rue Calmette-et-Guérin, 14100 Lisieux*

**Imprimé en France par**

FIRMIN-DIDOT

**à Mesnil-sur-l'Estrée en octobre 2012**
**N° d'impression : 114812**

FLEUVE NOIR
12, avenue d'Italie
75627 Paris Cedex 13

Dépôt légal : novembre 2012
R09732/01